心血管病患者健康教育丛书

丛书主编 侯应龙 韩 梅 霍 勇

心血管病患者
介入诊疗必读

主编 王 伟 高 巍

科学出版社

北 京

内 容 简 介

本书针对广大心血管病患者在就诊、手术、康复时经常遇到的问题,由长期工作在临床一线的心内科专家精心编写。全书详细介绍了心血管病常用介入诊疗技术、心血管病介入诊疗技术相关的检查项目、心血管病介入诊疗相关的化验检查项目,对于患者希望解答的问题给予了科学、具体的指导。内容简明实用,并配有大量插图。

本书适合心血管病患者及家属阅读参考。

图书在版编目(CIP)数据

心血管病患者介入诊疗必读/王伟,高巍主编.—北京:科学出版社,2017.7
(心血管病患者健康教育丛书/侯应龙,韩梅,霍勇主编)
ISBN 978-7-03-053836-9

Ⅰ.①心… Ⅱ.①王… ②高… Ⅲ.①心脏血管疾病-介入性治疗 Ⅳ.①R540.5

中国版本图书馆 CIP 数据核字(2017)第 141448 号

责任编辑:程晓红 / 责任校对:张小霞
责任印制:肖 兴 / 封面设计:蔡丽丽

版权所有,违者必究。未经本社许可,数字图书馆不得使用

科学出版社 出版
北京东黄城根北街 16 号
邮政编码:100717
http://www.sciencep.com

北京利丰雅高长城印刷有限公司 印刷
科学出版社发行 各地新华书店经销

*

2017 年 7 月第 一 版　开本:850×1168　1/32
2017 年 7 月第一次印刷　印张:7 5/8
字数:198 000
定价:42.00 元
(如有印装质量问题,我社负责调换)

丛书编者名单

丛书主编 侯应龙　韩　梅　霍　勇

丛书编者（以姓氏笔画为序）

马丽平	王　伟	王　清	王　聪
王中素	王同成	王奖荣	王蔚宗
井　丽	田秀青	史新华	付玉娥
曲海燕	任满意	刘红燕	孙　丽
李　岩	李建勇	李志远	宋红霞
张　沛	张　勇	张　笑	张玉娇
明　月	孟海燕	赵玉杰	赵倩倩
胡春颖	侯应龙	姜　松梅	祝鹏举
贾晓萌	徐　飞	高　梅	高　巍
栾　晓	常　坤	高　韩	谢庆玲
解新星	魏　荣		

前 言

作为一名心血管专科医生,在长期的医疗服务过程中,我们接诊过数以万计的心血管病患者,挽救过无数危在旦夕的患者生命,在为广大患者找回健康、带去欢笑的同时,时常有一种强烈的忧患意识。首先,我们常常见到如下现象:不少人对吸烟、高血压、糖尿病、肥胖、高血脂等心血管病的危险因素知之甚少;不少人20多岁就患有心肌梗死,导致终身病残;不少人正值壮年就心脏猝死,告别家人和人生;不少人对心血管介入治疗不甚了解、心存恐惧,拒绝治疗的机会;不少人置入心脏支架后很快又堵塞,重新回到医院;不少人患心血管病后对如何饮食、如何服药、如何运动等缺乏应有的了解。其次,我们在与众多患者的交流过程中,得知他们也有渴求心血管病防治知识的强烈愿望,希望我们这些长期工作在临床一线的医护人员编写一些小册子,普及心血管病的基础知识,甚至还有患者为我们列出希望解答的问题,让我们深受触动和鼓舞。最后,作为有社会责任感的心血管医师,除了挽救患者的生命外,还希望通过我们的努力,为众多心血管病患者的健康教育事业尽一点微薄之力。

鉴于此,我们组织长期工作在临床一线的相关医护人员编写了《心血管病患者健康教育丛书》,这套丛书共3个分册,分别是《心血管病患者合理用药须知》《心血管病患者介入诊疗必读》《心血管病患者生活保健指导》。丛书图文并茂,通俗易懂,基本涵盖了心血管病患者如何防病、如何用药、心脏介入治疗前后应注意事项以及居家生活等方面的健康保健知识。

在本丛书的编写过程中,得到了中国工程院院士、山东省心血管病学会主任委员张运教授的关心和指导,得到了山东省千佛山医院院长孙洪军教授的鼎力支持和极大鼓励,得到了广大心血管病患者的关注与支持。在此,我们谨代表编写人员对他们的支持和帮助致以最诚挚的谢意!

山东大学附属千佛山医院心内科主任医师　侯应龙
山东大学附属千佛山医院内科主任护师　韩　梅
北京大学第一医院心内科主任医师　霍　勇

2017 年 3 月

目 录

第1章 心血管病常用介入诊疗技术 (1)

一、选择性冠状动脉造影术 (1)
1. 什么是冠状动脉 (1)
2. 什么是冠状动脉造影 (2)
3. 冠状动脉造影术的简单原理是什么 (3)
4. 为什么要做冠状动脉造影检查 (4)
5. 冠状动脉造影有什么风险 (5)
6. 冠状动脉造影术前需要做什么准备 (6)
7. 冠状动脉造影术中应注意哪些事项 (13)
8. 冠状动脉造影术后病变会有几种可能性？如何治疗 (14)
9. 冠状动脉造影术后需要注意哪些问题 (15)
10. 冠状动脉造影患者出院后需要注意哪些事项 (20)

二、冠状动脉内支架置入术 (21)
1. 什么是经皮冠状动脉介入治疗 (21)
2. 冠状动脉内支架置入术的优势 (25)
3. 冠状动脉内支架置入术的适应证 (25)
4. 冠状动脉内支架置入术的误区 (26)
5. 冠状动脉内支架置入术的操作方法 (27)
6. 冠状动脉内支架置入术的并发症 (28)
7. 术后24小时可能出现哪些情况 (30)
8. 冠状动脉内支架能使用多长时间 (32)
9. 冠状动脉内支架置入术后血管再狭窄怎么办 (33)
10. 行冠状动脉内支架置入术的患者出院后的注意

事项 …………………………………………………………(33)
　11. 行冠状动脉内支架置入术的患者何时术后复查
　　　…………………………………………………………(33)
　12. 行冠状动脉内支架置入术的患者如何长期科学
　　　服药 ……………………………………………………(34)
　13. 健康的四大基石 ………………………………………(36)
　14. 合理安排工作 …………………………………………(43)
　15. 心脏病发作的报警信号 ………………………………(44)
　16. 强化急救意识 …………………………………………(45)
　17. 冠状动脉粥样硬化性心脏病征兆自测 ………………(45)
　18. 冠状动脉粥样硬化性心脏病治疗的"四项基本
　　　原则" ……………………………………………………(46)

三、心脏电生理检查 ………………………………………(48)
　1. 什么是电生理检查 ……………………………………(48)
　2. 心脏电生理检查的方法 ………………………………(49)
　3. 心脏电生理检查的内容 ………………………………(49)
　4. 电生理检查的过程 ……………………………………(50)
　5. 电生理检查是怎样进行的 ……………………………(51)
　6. 患者在电生理检查和射频消融术中可能的感受 ……(52)
　7. 电生理检查和射频消融术安全吗 ……………………(53)

四、心动过速的射频消融术 ………………………………(54)
　1. 什么是导管射频消融术 ………………………………(54)
　2. 哪些患者可以行射频消融治疗 ………………………(54)
　3. 导管射频消融术具有哪些优势 ………………………(57)
　4. 射频消融术的过程 ……………………………………(57)
　5. 在射频消融术中患者将经历一个怎样的过程 ………(58)
　6. 导管射频消融术一般需要多长时间？术后需要卧床
　　　多久 ……………………………………………………(59)

五、心房颤动的射频消融术 ………………………………(60)

目 录

  1. 什么是心房颤动？有何危害 …………………… (60)
  2. 心房颤动有哪些表现 …………………………… (61)
  3. 哪些心房颤动患者适合导管射频消融术 ……… (61)
  4. 什么是心房颤动的导管射频消融术 …………… (61)

六、心内电生理检查、心动过速和心房颤动的射频消融术前、术中、术后注意事项 …………………… (62)

  1. 心内电生理检查或射频消融术前患者需做哪些准备
   ……………………………………………………… (62)
  2. 操作过程 ………………………………………… (65)
  3. 患者感受 ………………………………………… (66)
  4. 心脏电生理检查和射频消融术后有哪些注意事项
   ……………………………………………………… (67)
  5. 并发症及处理 …………………………………… (67)
  6. 出院后的注意事项 ……………………………… (68)
  7. 何时复查 ………………………………………… (68)
  8. 均衡饮食 ………………………………………… (69)
  9. 怎样自测脉搏 …………………………………… (69)

七、永久性心脏起搏器置入术 ……………………… (70)

  1. 什么是心脏起搏器 ……………………………… (70)
  2. 起搏器的类型 …………………………………… (71)
  3. 起搏器的组成 …………………………………… (71)
  4. 起搏器的特征 …………………………………… (72)
  5. 什么情况下需要安装心脏起搏器 ……………… (72)
  6. 起搏器会突然停止工作吗 ……………………… (73)
  7. 心脏起搏器手术过程 …………………………… (73)

八、三腔心脏起搏器置入术 ………………………… (73)

  1. 心力衰竭患者有哪些症状 ……………………… (73)
  2. 心力衰竭患者有什么感觉 ……………………… (75)
  3. 如何治疗心力衰竭 ……………………………… (75)

4. 什么是心脏再同步化治疗 …………………………… (77)
5. 心脏再同步化治疗带来益处的机制 ………………… (78)
6. 哪些心力衰竭需要行心脏再同步化治疗 …………… (78)
7. 手术方法 ………………………………………………… (78)
8. 心脏再同步化治疗的过程与疗效如何 ……………… (79)

九、埋藏式心脏电除颤器置入术 …………………… (81)
1. 什么是ICD ……………………………………………… (81)
2. ICD的组成 ……………………………………………… (82)
3. ICD功能 ………………………………………………… (83)
4. 适应证 …………………………………………………… (83)
5. ICD的手术流程 ………………………………………… (84)
6. 定期随访 ………………………………………………… (84)

十、永久性起搏器、ICD、CRT 术前、术中、术后注意事项
………………………………………………………………… (84)
1. 术前准备 ………………………………………………… (84)
2. 起搏器置入步骤 ………………………………………… (85)
3. 起搏器置入术后注意事项 ……………………………… (89)
4. 并发症 …………………………………………………… (90)
5. 患者术后的活动指导 …………………………………… (91)
6. 置入永久性起搏器的患者出院后注意事项 ………… (91)
7. 日常生活中常见设备对起搏器的影响 ……………… (93)
8. 医疗设备对起搏器的影响 ……………………………… (93)
9. 电子防盗系统 …………………………………………… (93)
10. 起搏器受到干扰时会有什么症状 …………………… (94)
11. 随访时间 ………………………………………………… (94)
12. 自测脉搏的方法及注意事项 ………………………… (94)

十一、肥厚型心肌病化学消融术 …………………… (94)
1. 什么是肥厚型梗阻性心肌病?有何症状 …………… (94)
2. 哪些因素可以导致肥厚型梗阻性心肌病 …………… (95)

3. 肥厚型梗阻性心肌病如何诊断 …………………………(95)
  4. 肥厚型梗阻性心肌病如何治疗 …………………………(96)
 十二、先天性心脏病封堵术 ……………………………………(97)
  1. 什么是先天性心脏病 ……………………………………(97)
  2. 传统方法如何治疗先天性心脏病 ………………………(97)
  3. 导管介入封堵技术如何治疗先天性心脏病 ……………(98)
  4. 哪些先天性心脏病适合做介入封堵技术治疗 …………(99)
  5. 介入封堵技术治疗先天性心脏病有哪些优点 …………(99)
  6. 先天性心脏病介入封堵术前准备 ………………………(99)
  7. 先天性心脏病介入封堵术后注意事项 …………………(99)
 十三、二尖瓣狭窄球囊扩张术 …………………………………(101)
  1. 什么是二尖瓣狭窄球囊扩张术 …………………………(101)
  2. 适应证 ……………………………………………………(101)
  3. 禁忌证 ……………………………………………………(102)
  4. 术前准备 …………………………………………………(102)
  5. 操作方法 …………………………………………………(104)
  6. 优点 ………………………………………………………(104)
  7. 术后注意事项 ……………………………………………(104)
  8. 术后疗效 …………………………………………………(105)
  9. 出院指导 …………………………………………………(105)
 十四、肺动脉瓣球囊扩张术 ……………………………………(106)
  1. 什么是肺动脉瓣狭窄 ……………………………………(106)
  2. 治疗方法 …………………………………………………(106)
  3. 适应证 ……………………………………………………(107)
  4. 术后注意事项 ……………………………………………(107)

第 2 章 心血管病介入诊疗技术相关的检查项目 ……(109)
 一、心电图 ………………………………………………………(109)
  1. 什么是心电图检查 ………………………………………(109)

2. 如何连接心电图导联 …………………………… (110)
  3. 心电图示例 ……………………………………… (111)
  4. 心电图各波群有什么意义 ……………………… (111)
  5. 常见的异常心电图诊断有哪些 ………………… (113)
  6. 心电图检查时应注意哪些问题 ………………… (116)
  7. 心电图检查时还需要注意哪些事项 …………… (117)

二、X 线胸片 ……………………………………………… (118)
  1. 什么是 X 线胸片 ……………………………… (118)
  2. 正常 X 线胸片的结果描述 …………………… (118)
  3. 肺纹理 …………………………………………… (119)
  4. 钙化灶 …………………………………………… (119)
  5. 如何看 X 线胸片 ……………………………… (119)
  6. X 线胸片检查方法 …………………………… (121)
  7. X 线胸片与 X 线胸部透视比较的优点 ……… (122)
  8. X 线胸片检查的优点、缺点及注意事项 …… (122)

三、心脏超声检查 ………………………………………… (123)
  1. 什么是心脏超声检查 …………………………… (123)
  2. 什么时候应该做心脏超声检查 ………………… (123)
  3. 正常心脏解剖 …………………………………… (124)
  4. 心脏超声检查前要做哪些准备 ………………… (126)
  5. 正常心脏超声切面图 …………………………… (126)
  6. 心脏超声检查正常值 …………………………… (127)

四、动态心电图 …………………………………………… (128)
  1. 什么是动态心电图 ……………………………… (128)
  2. 动态心电图的原理 ……………………………… (129)
  3. 动态心电图的检查方法 ………………………… (129)
  4. 动态心电图检查注意事项 ……………………… (130)
  5. 动态心电图结果判断与临床意义 ……………… (130)

五、动态血压监测 ………………………………………… (131)

1. 什么是动态血压监测 …………………………… (131)
2. 动态血压监测的主要用途有哪些 ……………… (132)
3. 什么是"白大衣"高血压 ………………………… (132)
4. 何谓"隐蔽性高血压" …………………………… (133)
5. 患者佩戴动态血压监测记录仪注意事项 ……… (133)
6. 动态血压监测正常参照值 ……………………… (134)
7. 常用的动态血压监测分析参数 ………………… (134)
8. 如何指导降压和评价药物疗效 ………………… (134)
9. 如何经动态血压监测鉴别原发性高血压与继发性高血压 …………………………………………………… (135)
10. 动态血压监测有何优点和缺点 ………………… (135)
11. 动态血压监测注意事项 ………………………… (136)
12. 动态血压监测结果判断 ………………………… (136)

六、运动试验 ……………………………………… (137)

1. 什么是心电图运动试验 ………………………… (137)
2. 什么是活动平板运动试验 ……………………… (137)
3. 心电图运动试验的主要适应证是什么 ………… (138)
4. 心电图运动试验的主要禁忌证是什么 ………… (139)
5. 平板运动检查前患者准备 ……………………… (139)
6. 平板运动检查医师注意事项 …………………… (139)
7. 心电图运动试验的阳性标准是什么 …………… (140)
8. 心电图运动试验的阴性指标是什么 …………… (141)
9. 心电图运动试验出现假阳性结果的原因是什么 … (141)
10. 心电图运动试验出现假阴性结果的原因是什么 …………………………………………………… (141)
11. 引起ST段下降的其他非冠状动脉粥样硬化性心脏病的原因有哪些 ………………………… (141)
12. 心电图运动试验时ST段抬高的意义是什么 … (142)
13. 哪些指标提示多支冠状动脉病变 ……………… (142)

14. 心电图异常表现有哪些 …………………………… (142)
15. 心电图运动试验何时运动终止 ………………… (144)
16. 运动试验在冠状动脉粥样硬化性心脏病诊断中的
    价值 …………………………………………… (144)
17. 运动平板试验注意事项 ………………………… (145)

七、颈动脉超声与外周血管超声检查 …………… (146)
1. 什么是颈动脉超声检查 ………………………… (146)
2. 颈动脉超声检查的目的 ………………………… (147)
3. 血管壁的结构 …………………………………… (147)
4. 颈动脉超声检查的体位 ………………………… (148)
5. 颈动脉超声检查前准备 ………………………… (149)
6. 颈动脉超声检查方法 …………………………… (149)
7. 颈动脉斑块的临床意义 ………………………… (149)
8. 外周血管超声检查的目的 ……………………… (150)
9. 外周血管超声检查的适应证 …………………… (150)
10. 外周血管超声检查的禁忌证和局限性 ………… (150)

八、冠状动脉 CT 成像 ……………………………… (150)
1. 什么是冠状动脉 CT 检查 ……………………… (150)
2. 冠状动脉 CT 检查的临床意义 ………………… (151)
3. 冠状动脉 CT 检查的适应证 …………………… (152)
4. 冠状动脉 CT 检查的禁忌证 …………………… (152)
5. 冠状动脉 CT 检查前的准备 …………………… (153)
6. 冠状动脉 CT 检查的不足 ……………………… (154)

九、放射性核素显像 ………………………………… (156)
1. 什么是放射性核素显像 ………………………… (156)
2. 放射性核素显像的原理 ………………………… (156)
3. 放射性核素显像的适应证 ……………………… (157)
4. 放射性核素显像的检查方法 …………………… (157)
5. 什么是 ECT ……………………………………… (158)

6. ECT 检查的部位及特点 …………………………… (159)
  7. ECT 检查的优点 …………………………………… (159)
  8. 心肌灌注显像能提供什么信息 …………………… (160)
  9. 心肌灌注显像为何要增加心脏负荷？负荷试验有
   哪些 ………………………………………………… (161)
  10. 心肌灌注显像时患者应注意哪些问题 …………… (161)
  11. 如何判断缺血心肌是否能够恢复 ………………… (161)
  12. 心肌灌注显像和 CT 及冠状动脉造影有什么不同
   ………………………………………………………… (162)

十、食管调搏检查 ………………………………………… (163)
  1. 什么是食管调搏术 ………………………………… (163)
  2. 食管调搏术适用范围有哪些 ……………………… (164)
  3. 在做食管调搏术前患者需要做哪些准备 ………… (164)
  4. 食管调搏术是怎样进行操作的 …………………… (164)

十一、腹部超声检查 ……………………………………… (165)
  1. 什么是超声检查 …………………………………… (165)
  2. 腹部超声检查的目的 ……………………………… (165)
  3. B 超检查准备及注意事项 ………………………… (166)

第 3 章　心血管病介入诊疗相关的化验检查项目 …… (168)
一、三大常规 ……………………………………………… (168)
  1. 血常规 ……………………………………………… (168)
  2. 尿常规 ……………………………………………… (171)
  3. 粪便常规 …………………………………………… (174)
二、肝功能 ………………………………………………… (176)
  1. 肝血清酶检测 ……………………………………… (177)
  2. 反映肝细胞损伤的项目 …………………………… (178)
  3. 反映肝分泌和排泄功能的项目 …………………… (179)
  4. 反映肝合成储备功能的项目 ……………………… (180)

5. 反映肝纤维化和肝硬化的项目 …………… (181)
　　6. 反映肝肿瘤的血清标志物 ………………… (181)
　　7. 肝功能检查能检查出乙型肝炎吗 ………… (181)
　　8. 肝功能检查前注意事项 …………………… (182)
三、肾功能 …………………………………………… (182)
　　1. 血肌酐 ……………………………………… (183)
　　2. 血尿素氮 …………………………………… (183)
　　3. 血尿酸 ……………………………………… (183)
　　4. 尿肌酐 ……………………………………… (184)
　　5. 尿蛋白 ……………………………………… (184)
　　6. 选择性蛋白尿指数 ………………………… (184)
　　7. $β_2$-微球蛋白清除试验 …………………… (184)
　　8. 尿素清除率 ………………………………… (185)
　　9. 血内生肌酐清除率 ………………………… (185)
　　10. 尿素氮/肌酐比值 ………………………… (185)
　　11. 酚红排泄试验 ……………………………… (185)
四、电解质 …………………………………………… (186)
　　1. 钾 …………………………………………… (186)
　　2. 钙 …………………………………………… (186)
　　3. 钠 …………………………………………… (186)
　　4. 磷 …………………………………………… (187)
　　5. 镁 …………………………………………… (187)
　　6. 铁 …………………………………………… (187)
　　7. 锌 …………………………………………… (187)
　　8. 铜 …………………………………………… (188)
　　9. 汞 …………………………………………… (188)
　　10. 硒 ………………………………………… (188)
五、血脂 ……………………………………………… (188)
　　1. 参考值 ……………………………………… (189)

2. 临床意义 ……………………………………… (190)

六、血糖 ……………………………………………… (191)

1. 什么是血糖 …………………………………… (191)
2. 血糖参考值及其意义 ………………………… (191)
3. 空腹血糖检测 ………………………………… (192)
4. 指尖血糖监测 ………………………………… (193)
5. 血糖监测的目的与意义 ……………………… (193)
6. 指尖血糖的监测频率和时间 ………………… (193)
7. 血糖仪的使用方法 …………………………… (193)
8. 血糖试纸的存放和操作 ……………………… (195)

七、糖耐量试验与胰岛素释放试验 ……………… (196)

1. 什么是糖耐量试验 …………………………… (196)
2. 糖耐量试验的适应证 ………………………… (196)
3. 糖耐量试验的方法 …………………………… (196)
4. 糖耐量试验的正常值及临床意义 …………… (197)
5. 什么是胰岛素释放试验 ……………………… (197)
6. 胰岛素释放试验的方法 ……………………… (197)
7. 胰岛素释放试验的参考值 …………………… (198)
8. 胰岛素释放试验结果的临床意义 …………… (198)
9. C 肽释放试验 ………………………………… (198)
10. C 肽释放试验的参考值 ……………………… (199)
11. C 肽释放试验的临床意义 …………………… (199)

八、糖化血红蛋白 …………………………………… (200)

1. 与血糖的关系 ………………………………… (200)
2. 监测意义 ……………………………………… (201)
3. 控制标准 ……………………………………… (201)

九、血凝检查 ………………………………………… (202)

1. 血凝检查的意义 ……………………………… (202)
2. 检查内容 ……………………………………… (203)

十、肝炎标志物 …… （206）
1. 甲型肝炎病毒标志物 …… （206）
2. 乙型肝炎病毒标志物 …… （207）
3. 丙型肝炎病毒标志物 …… （209）
4. 丁型肝炎病毒标志物 …… （210）
5. 戊型肝炎病毒标志物 …… （210）

十一、血型化验 …… （211）
1. 什么是血型 …… （211）
2. 如何鉴定血型 …… （212）
3. 输血 …… （213）
4. ABO 血型鉴定的用途 …… （215）

十二、脑钠肽 …… （215）
1. 临床应用 …… （215）
2. 临床意义 …… （216）

十三、心肌标志物 …… （217）
1. 肌酸激酶测定 …… （217）
2. 乳酸脱氢酶测定 …… （218）
3. 肌红蛋白测定 …… （218）
4. 肌钙蛋白测定 …… （218）

十四、血栓弹力图 …… （220）

十五、CYP2C19 基因检测 …… （220）

十六、采血注意事项 …… （221）
1. 静脉抽血 …… （221）
2. 末梢采血 …… （222）
3. 动脉抽血 …… （222）

参考文献 …… （224）

第 1 章

心血管病常用介入诊疗技术

一、选择性冠状动脉造影术

冠状动脉粥样硬化性心脏病（冠心病）是由于粥样硬化导致冠状动脉管腔狭窄，使心肌供血不足而引发的一系列临床病症，包括心绞痛、心肌梗死、心力衰竭、心律失常和猝死。冠状动脉粥样硬化性心脏病的发病率逐年增高，应引起高度关注。如果把冠状动脉比作河道，血液比作河水，当河道出现淤积或堵塞时，那么下游的水流会明显减少或断流，这时候会导致心绞痛发作或心肌梗死的发生。

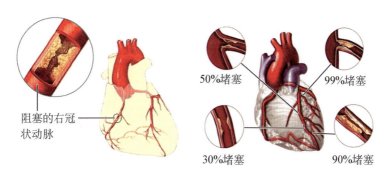

1. 什么是冠状动脉

冠状动脉走行在心脏表面，环绕心脏分布，专门为心脏心肌自身供血的血管。其立体形态类似树状，有许多大小不同的分支,但个体差异大,行走方向各异。正常冠状动脉主要有两大分支,即左冠状动脉和右冠状动脉,左冠状动脉主干(LM)起源于升主动脉左后方的左冠窦,行至前室间沟时分为左前降支(LAD)和左回旋支(LCX),也可能在两者之间发出中间支。左前降支通常供应部分左心室、右心室前壁及室间隔前 2/3 的血液,其分支分别向 3 个方向发出,即对角支(D)、右室前支、室间隔支。左回旋支主要供应左心房壁、左心室外侧壁、左心室前后壁的一部分。主要分支有钝缘支(OM)。右冠状动脉开口于升主动脉右前方的右冠窦,供应右心房、右心室前壁与心脏膈面的大部分心肌。主要分支有后降支(PD)、左室后支(PL)等。

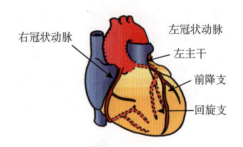

2. 什么是冠状动脉造影

冠状动脉造影(CAG)是应用影像学的方法,将冠状动脉正常或异常的形态学直观地显示出来,为临床医师的诊断与治疗提供直接可靠的证据。是诊断冠状动脉粥样硬化性心脏病的一种常用且有效的方法,现已广泛应用于临床,被认为是诊断冠状动脉粥样硬化性心脏病的"金标准"。冠状动脉造影还被广泛地应用于冠状动脉粥样硬化性心脏病患者预后评价和估计。冠状动脉造影简单易行,成功率高,并发症少,实用且可靠,并可重复进行。

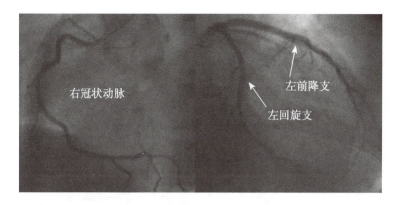

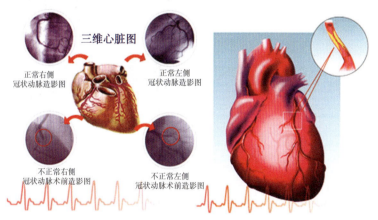

3. 冠状动脉造影术的简单原理是什么

冠状动脉造影是一种非常安全、有效的检查手段。无须开刀,在局部麻醉下利用血管造影机,通过特制定型的心导管经皮穿刺入下肢股动脉或前臂桡动脉,沿降主动脉逆行至升主动脉根部,然后探寻左或右冠状动脉口插入,选择性地注入造影剂,使冠状动脉显影。这样就可清楚地将整个左或右冠状动脉的主干及其分支的血管腔显示出来,可以了解血管有无狭窄病灶存在,对病变部位、范围、严重程度、血管壁的情况等作出明确诊断,确定治疗方案(介入、冠状动脉旁路移植术或药物治疗),还可用来判断疗效。检查一般只需要15～30分钟,经桡动脉穿刺术后不限制活动,经股动脉穿刺术后患者平躺12～24小时后就可下床活动,不受年龄、性别的限制,绝大部分患者都能接受。

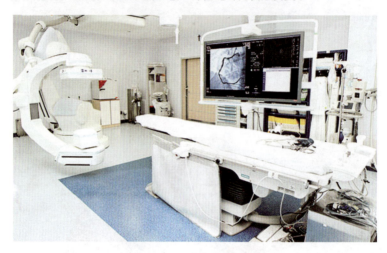

4. 为什么要做冠状动脉造影检查

(1)可以评价冠状动脉血管的走行、数量和畸形,并能准确判定冠状动脉狭窄部位和狭窄程度及冠状动脉病变的特征和病变范围。

(2)可以评价冠状动脉功能性的改变,包括冠状动脉的痉挛和侧支循环的有和无,判定冠状动脉侧支循环形成的方式和分级。

(3)可以兼顾左心功能评价。

(4)对心肌桥作出诊断。

(5)对冠状动脉瘤和冠状动脉畸形明确诊断。

(6)可以根据冠状动脉病变程度和范围进行介入治疗。

(7)评价冠状动脉旁路移植术和介入治疗后的效果,并可以进行长期随访和预后评价。

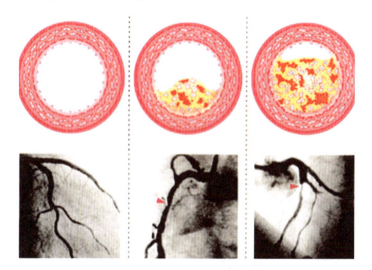

5. 冠状动脉造影有什么风险

由于冠状动脉造影术是一种有创性检查,患者在局部麻醉下的介入检查治疗中,心理负担过重会产生紧张恐惧心理、造影剂不良反应的发生、血管迷走神经反射的发生、穿刺部位出血及血肿的发生,也可能会出现心律失常、冠状动脉夹层、血栓形成和栓塞、冠状动脉穿孔和破裂等。

由于设备和技术的不断发展进步,经皮冠状动脉介入治疗(PCI)的操作成功率已经达到95%以上,各种并发症的发生率在5%以下,其中严重并发症更低于1%。药物涂层支架的问世,使得支架内再狭窄的发生率由20%～30%下降到5%～10%,支架内血栓发生率与金属裸支架相似,大约不到1%。

总体来说,冠状动脉介入治疗是安全有效的,其所带来的诊断及治疗价值远远超过其风险性,从手术过程看,无论经手臂桡动脉途径,还是经大腿股动脉途径,手术操作导致的并发症发生率非常低,况且能够做介入治疗的医院,也都有相当的实力和经验处理这些可能出现的情况。一般情况下,患者在术中是几乎没有什么异常感觉的。但每个患者的自身条件和身体状况不同,病情变化等诸多因素有时在术前是难以预测的。因此,在术前一定要充分了解手术的风险和相关并发症。

6. 冠状动脉造影术前需要做什么准备

主管医师会向患者详细询问过敏史,向家属交代病情及手术的目的、意义、方法、过程,手术环境,手术的危险性,可能的并发症及处理措施,根据患者提出的问题和引起焦虑的原因进行心理疏导,并签署手术同意书。

责任护士会讲解手术注意事项、配合要点并做术前准备。

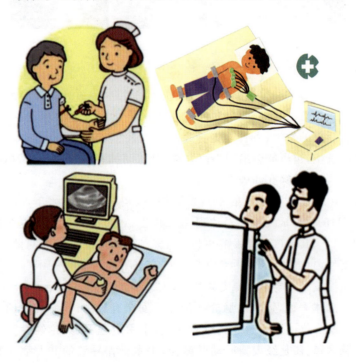

(1)完善检查

①协助完善各项常规和相关检查,如血常规、血型、感染疾病标志物、出凝血时间、肝肾功能、心电图、心脏超声检查等,以便医师初步判定冠状动脉病变部位、程度及心功能,了解各脏器功能。另外需做阿司匹林与氯吡格雷是否有效的基因检测,如果检测发现无效,需进行药物调整。

②拟行股动脉穿刺者,触诊双下肢足背动脉搏动情况,了解患者下肢血液循环及术后对比足背动脉搏动。

③拟行桡动脉穿刺者,触诊双侧桡动脉,行 Allen 试验以了解患者血液循环,判断手部桡动脉、尺动脉形成的掌前弓和掌深弓是否完好,以免发生缺血性损伤或坏死。Allen 试验,即同时按压桡动脉、尺动脉,嘱患者连续伸屈五指至掌面皮肤发白,松开桡动脉,掌面颜色恢复正常,提示尺动脉功能良好,可行桡动脉介入治疗。

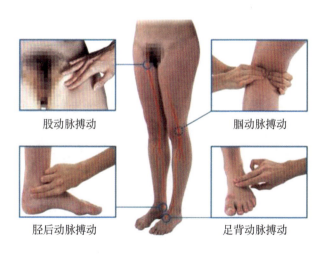

股动脉搏动　　腘动脉搏动

胫后动脉搏动　　足背动脉搏动

冠状动脉造影主要有两种途径,一种是经过位于腹股沟的股动脉(多选择右侧),另一种是位于手掌上方的前臂动脉(多选择右侧桡动脉)。通俗地说,就是从"腿上"做和从"手上"做两条途径。

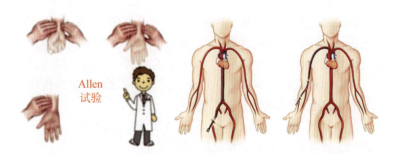

股动脉、桡动脉插管优缺点比较

部位	优点	缺点
桡动脉	容易触摸 侧支循环丰富,部位表浅 易于压迫,并发症少 术后无心功能不全等其他情况,无须常规卧床	管径小,阻塞危险性高 穿刺成功率差别大,对手术要求高
股动脉	易插管,管腔大 不易发生痉挛 体表投影清楚且易于成功穿刺	活动受限,保持卧位12~24小时 肥胖患者不易压迫止血 使用造影剂量相对大

部分患者存在桡动脉、肱动脉解剖变异,老年患者沿途血管常有严重纡曲,这些因素都有可能导致桡动脉途径失败,此时应改用股动脉途径。无论是桡动脉还是股动脉,毕竟只是一个途径,冠状动脉造影与介入治疗才是主要目的。由于桡动脉与股动脉途径各有优缺点,选择时往往需要结合患者临床病变等情况及术者偏好等,所以最好参考介入医师的建议。

(2)用药准备

①术前口服氯吡格雷(波立维),首次口服300mg,以后每天1次,每次75mg;阿司匹林100~300mg/d,急诊手术者一次顿服氯

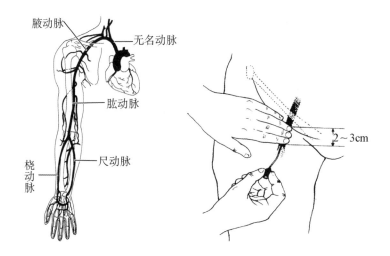

吡格雷及阿司匹林各300mg。对于经过基因检测认定对阿司匹林和氯吡格雷无效者改用其他药物,如替格瑞洛。

②术前一晚入睡困难者可遵医嘱口服阿普唑仑(佳乐定)0.4~0.8mg或地西泮(安定)5~10mg,以保证充足睡眠。

③术前30分钟肌内注射地西泮(安定)5~10mg,镇静、缓解紧张情绪。

(3)皮肤准备:术前一日医师或者护士为患者进行双侧腹股沟及会阴部、右上肢腕关节上10cm皮肤准备。目的是去除手术区的毛发和污垢,使消毒剂在皮肤上能充分发挥作用,以减少切口感染。病情允许时备皮后可于当晚洗澡或擦拭保持皮肤清洁,避免着凉和感冒。手术日清晨更换好病员服(脱掉内衣、胸罩、内裤、袜子),戴好腕带。

(4)穿刺准备:预留置静脉套管针,避免在术侧,一般选择左侧手臂。留置静脉留置针时,避免置管肢体过度活动,置管期间注意保持穿刺部位清洁干燥,预防感染、堵管、液体渗漏等并发症。避免被水沾湿,如需要洗脸或洗澡时应用塑料纸或保鲜膜将

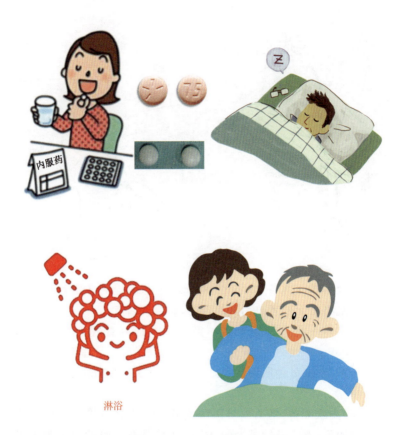

淋浴

留置针处包裹好,若敷料浸湿需及时更换。留置时间一般为3~5天,最好不超过1周。若穿刺部位出现红肿或疼痛等不适时及时告诉护士,以便及时拔针并做相应处理。

(5)配合训练:医护人员协助患者进行呼吸、屏气、咳嗽训练,练习在床上使用便器排大小便,以适应术中需要及避免术后因卧床、体位改变发生尿潴留或便秘。术前半小时排空大小便,如有活动义齿,应摘下妥善保存,手表、发夹、首饰等也应摘下,贵重物品交给家属保存。

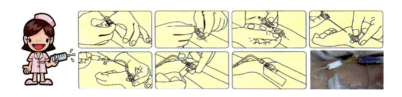

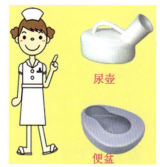

尿壶

便盆

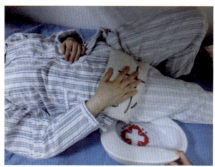

(6)心理准备：冠状动脉介入术具有创伤小、安全、成功率高的特点。介入治疗需要在导管室进行，患者常会有恐惧和担心等不良情绪，这不利于介入治疗的进行。所以，患者应调整心态，保持乐观、平和、积极的态度，消除疑虑，稳定情绪。

患者术前感到紧张、有顾虑是一种常见心理表现。高度紧张会影响身体健康，造成失眠、入睡困难、易醒、多梦等症状，由此可造成精神状态差而影响术中麻醉效果；高度紧张还会引起食欲下降，从而造成机体营养状况减退、免疫力低下，术后容易发生一些并发症。因此，患者在了解有关手术及麻醉情况后应减轻顾虑，同时把自己的一些想法、看法和顾虑告诉主管护士，以便及时得到解决。另外，还可以采用以下方法：①与同病室的病友多聊聊天，也可以与已经恢复术后的患者聊天，听病友介绍经验。②制订一个作息时间表，安排自己的起床、散步、休息和看报等时间，活动应尽量安排得满一些，以转移自己的注意力；同时还可以听听轻松的音乐、多看杂志等,都可以分散注意力,减轻紧张情绪。③如果还感到紧张,可做放松运动——平卧或坐在椅子上,然后闭上双眼,深吸气,先握拳,同时全身放松,反复做几次,再屈肘——伸直,同时全身放松,反复做几次。每次20～30分钟,每天1～2次。④讲话时应放慢速度,思考问题时亦应放慢速度。可想象一些美好的事情。⑤有条件的时候,可以让家属常来探视、聊天,也可减轻紧张情绪。

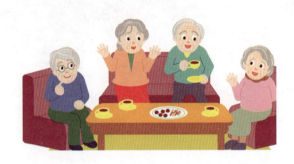

(7)饮食护理:清淡饮食,少吃辛辣刺激和油腻的食物。术前禁饮食6～8小时或根据医嘱少食。禁饮食的目的是防止术中因各种原因引起呕吐导致窒息。手术顺序的安排兼顾患者病情轻重缓急和手术医师的时间、精力、体力状态。一般原则是先急诊、后平诊;先安排冠状动脉类手术,再安排人工心脏起搏器术,最后行射频消融术。停服手术当日术前降血糖药,照常服用日常的口服药,一两口水送服。

(8)特殊准备:对于术前肾功能异常(尤其是肌酐清除率每分钟小于30ml)的患者,术前6～12小时及术后12小时持续静脉输入生理盐水1～1.5ml/(kg·h)水化治疗。

第1章 心血管病常用介入诊疗技术

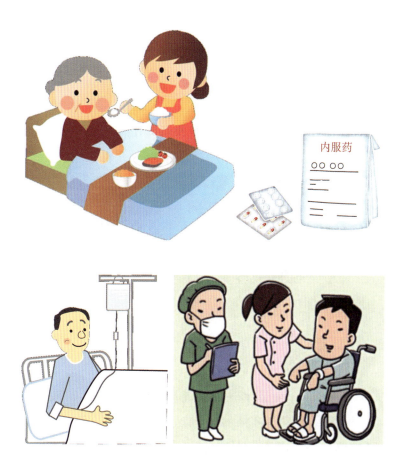

7. 冠状动脉造影术中应注意哪些事项

术中医师会随时与患者沟通,询问其状况和感觉。患者要按照医师的指示进行配合,包括深呼吸、屏气、体位、咳嗽等。术中出现任何不适,应立即告诉医师,以便医师及时给予治疗。

桡动脉穿刺时,部分患者可感到穿刺处有疼痛、麻木或酸胀感。但都能忍受,不用担心。术中大部分患者没有不适感,在球囊扩张或支架撑开时，因短暂阻断血流，少数患者可有轻微的胸闷、胸胀或疼痛，在球囊抽瘪后，不适症状就会消失。个别情况下，置入的支架挤压分支小血管，或者置入支架后血流较慢，患者胸闷、胸痛时间会稍长一些，但经医生采取相应措施积极治疗后都能缓解。

如果术中医师在冠状动脉内应用硝酸甘油，有些患者会感到轻微头胀。

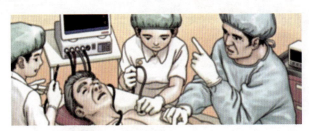

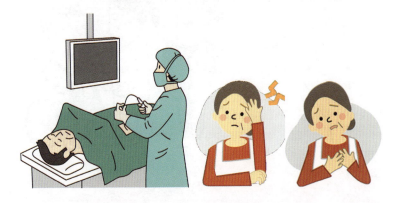

8. 冠状动脉造影术后病变会有几种可能性？如何治疗

根据造影结果，医师会考虑是否进行介入治疗，用何种方法进行，并将会与患者及家属进行简单交流。血管狭窄程度＜70%，采用药物治疗，如硝酸酯类药、β受体阻滞药、钙离子拮抗药、血管紧张素转化酶抑制药、调节血脂药、抗凝血药等。注意饮食、生活习惯,适当运动,调整心态、情绪等来改善。

血管狭窄程度≥70%,病变解剖适合,进行介入治疗。

血管狭窄程度≥70%,血管病变复杂、严重,多支、多处血管病变,弥漫性病变,以及合并瓣膜病变、室壁瘤的冠状动脉粥样硬化性心脏病患者采用冠状动脉旁路移植术。

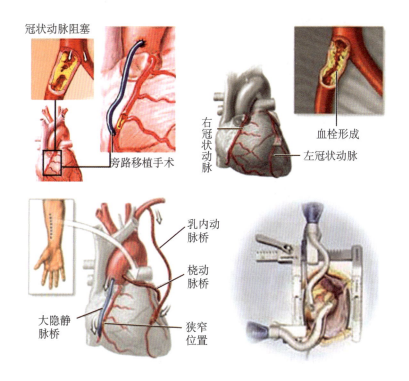

9. 冠状动脉造影术后需要注意哪些问题

(1)介入手术后的患者根据病情返回普通病房或入住CCU监护,病房护士和家属协助平行搬动患者到病床上,进行心电监护,医务人员通过监护仪观察患者的心率、心律及心电图变化,如有异常及时处理。根据病情测量生命体征如体温、血压、血氧饱和度。

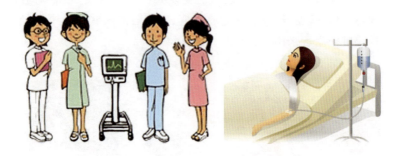

(2)给予静脉补液治疗,既可以减少因血容量不足引起的低血压或迷走神经反射,又可防止因造影剂的高渗作用而出现尿潴留。

(3)由于术中应用造影剂,会加重肾的负担,应以渗透性利尿为主,鼓励患者多饮水或静脉补液,以促进造影剂尽快排出体外。一般术后4小时内饮水500～1000ml,24小时饮水量1500～2000ml,术后4小时内尿量最好能达到800ml。如经股动脉穿刺的患者排尿时注意同时用手指按压伤口。排尿困难的患者,护士给予诱导排尿等措施,必要时给予导尿。保持大便通畅。

(4)术后饮水无呛咳、无恶心呕吐感的患者在术后1小时后即可进食,协助患者进食少量流食,如大米汤、小米汤、粥、汤等。一般先进流质、半流质,然后过渡到普通饭。饮食以清淡、易消化食物为宜。如果手术时间短,患者术后食欲好,可以根据患者喜好选择食物,但避免饱餐,吃富含纤维素、维生素的蔬菜、水果,但注意禁食牛奶、豆制品、甜食及产气的饮料,防止出现腹胀。

(5)经股动脉穿刺者局部应用弹性绷带(弹性绷带拉力大,固定在局部不易松脱、移位,能给穿刺点恒定的压力,可达到有效止血的目的)加压包扎,沙袋压迫6小时,平卧8～24小时,头部抬高≤30°,术肢伸直制动,保证舒适及安全,尽量不要弯曲和移动术侧大腿,以免穿刺处出血。术肢制动时其他肢体可以做主动或被动的伸、展、屈的活动,用力宜轻,幅度宜小。若是床上移动时要固定好压迫的沙袋。咳嗽、打喷嚏、用力排便时用手紧压伤口,能对抗突然增加的腹压,起到保护伤口、避免出血的作用。沙袋撤除后经观察穿刺处无渗血,可在医务人员协助下变换体位,健侧卧位与平卧位交替时保持术侧肢体伸直。

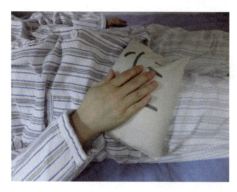

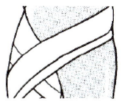

(6)经桡动脉穿刺者术后无须绝对卧床,腕部平直制动或抬高前臂放于胸前,避免大幅度运动,自然放松,不要紧握拳头,不做支撑动作。1周内避免在穿刺侧进行穿刺、测量血压等增加肢体压力的操作,穿刺点保持清洁干燥、勿揉抓,避免腕关节剧烈过度伸屈活动。

桡动脉穿刺处应用血管压迫器的患者,术后2小时开始放气,每2小时放气1~2ml。在放气减压过程中如出现出血、渗血现象,可重新加压止血。定时松解动脉压迫止血器至无压力,第二天撤除,观察穿刺点无出血,穿刺处消毒后,给予无菌纱布或外科敷贴覆盖,避免感染,并保持干燥、整洁。

(7)观察患者的桡动脉、足背动脉搏动情况,注意观察穿刺部位皮肤颜色、温度、感觉的改变,是否有剧烈疼痛。注意穿刺部位有无渗血和血肿。

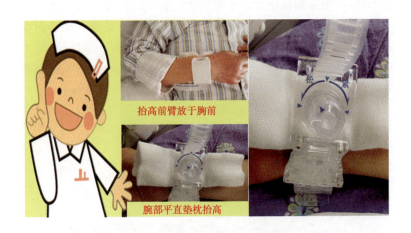

抬高前臂放于胸前

腕部平直垫枕抬高

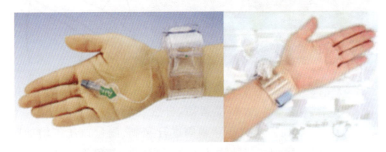

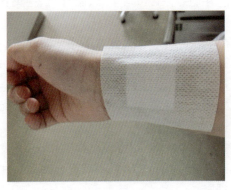

(8)身体制动时应适当活动,以利于病情恢复和减少并发症。手术侧肢体制动时,其他肢体可自由活动,手术侧肢体可稍微外展弯曲。手术侧肢体的活动方法:①患者躺或坐在床上,下肢伸展,大腿放松,缓缓勾起脚尖,至踝关节极度足背屈(向上勾脚,让脚尖朝向自己),幅度0°～200°,维持10秒。然后脚尖缓缓朝下至最大位置,幅度0°～45°,维持10秒,然后放松。此组动作(反复屈伸踝关节)每小时练习5分钟,每日6～8次。②患者躺或坐在床上,下肢伸展,大腿放松,以踝关节为中心,做360°环绕,尽力保持动作幅度最大。以上两种动作患者可自己完成,也可由家属协助完成。注意有下肢静脉曲张或静脉炎的患者避免用力挤压、按压下肢。

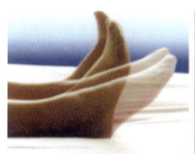
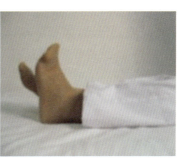
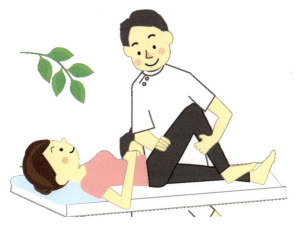

协助患者侧身,但要保持术肢伸直,可用软枕适当垫高患者骶尾部以增加患者的舒适度。

股动脉穿刺的患者拆除绷带后要逐渐增加活动量,起床或下蹲时动作应缓慢,不要突然用力,防止伤口出血。如局部无出血可在床上翻身或下床适度活动。

10. 冠状动脉造影患者出院后需要注意哪些事项

(1) 术后1周内应注意休息,穿刺点未愈合前禁止洗澡,起床、下蹲时动作要缓慢,避免抬重物和剧烈活动,以防穿刺点再度出血。1周后可逐渐恢复日常生活及轻体力劳动,活动量应逐渐增加,可以进行一些如做饭、散步、做广播体操等轻体力活动。尽量避免剧烈活动,如骑车、跑步、搬运重物等。要做到劳逸结合。保持稳定的情绪和良好的心态。

禁止做以下动作,见下图。

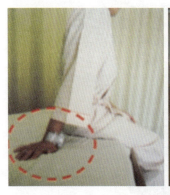
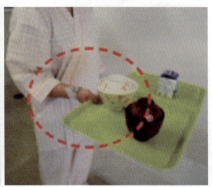

(2) 一定要遵医嘱按时服药,坚持应用抗凝血药、调节血脂药,如阿司匹林、氯吡格雷(波立维)、阿托伐他汀钙(立普妥)等。

(3) 坚持定期门诊随访,有条件者最好半年后再次进行冠状动脉造影术检查,以便及早发现血管有无再狭窄情况,从而及时给予治疗。

(4) 患者要做好心理调整,做到正视疾病,认真对待,积极配合医师治疗。

(5) 养成良好的生活习惯,控制引起冠状动脉粥样硬化性心脏病的危险因素,控制动物脂肪的摄入量,低盐、低脂饮食,不吃肥肉和动物内脏,增加植物蛋白的摄入量,少吃甜食,多吃蔬菜、水果,保持大便通畅,控制体重,控制高血压、高脂血症、高血糖,戒烟限酒,不喝浓茶、浓咖啡,要劳逸结合,避免情绪激动,坚持服药,定期复查凝血功能、血脂、心电图、心脏彩超等,出现不适情况及时就医。

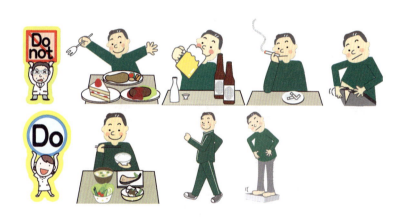

二、冠状动脉内支架置入术

1. 什么是经皮冠状动脉介入治疗

经皮冠状动脉介入治疗(percutaneous coronary intervention,PCI),是指经心导管技术疏通狭窄甚至闭塞的冠状动脉管腔,从而改善心肌血流灌注的治疗方法。PCI包括如下治疗。

(1)经皮冠状动脉球囊血管成形术(percutaneous coronary angioplasty,PTCA):采用股动脉途径或桡动脉途径,将指引导管送至待扩张的冠状动脉口,再将相应大小的球囊沿导引钢丝送到狭窄的节段,根据病变的特点用适当的压力和时间进行扩张,达到解除狭窄的目的。随着术者经验的积累、球囊性能的日渐精良,PTCA 的成功率也不断增加。普通球囊扩张的机制是由于球囊的高压扩张导致血管内膜、中膜不规则的撕裂,故 PTCA 仍有其自身的限制性:球囊扩张并不能总是使血管病变处充分扩张、血管内径充分增大,可发生血管的弹性回缩,扩张处血管壁的撕裂、夹层和急性闭塞等。所以,单纯 PTCA 术后的再狭窄率仍有30%~35%。急性闭塞多见于术后 24 小时内,发生率为 3%~5%,可导致患者急性心肌梗死,甚至死亡。再狭窄一般发生于术后 6 个月内,发生率为 25%~50%,患者会再次出现心绞痛症状,多需再次血供重建。

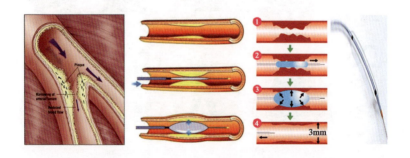

(2)冠状动脉旋磨术:冠状动脉旋磨术是采用呈橄榄形的带有钻石颗粒的旋磨头、根据"选择性切割"的原理选择性地磨除纤维化或钙化的动脉硬化斑块,而不会切割有弹性的组织和正常冠状动脉。主要用于严重狭窄伴重度钙化的病变。

旋切技术是经管腔切割粥样硬化斑块,吸出碎屑,主要用于治疗有弥漫性退行性病变的大隐静脉移植血管和含有血栓的冠状动脉。而旋磨术是采用一个快速旋转的磨头,装在可弯曲的金属驱动轴的顶端,用以将动脉管腔内的粥样硬化斑块研碎,使管壁"光滑",适用于高度钙化的、无弹性的、不易扩张的偏心性和弥漫性病变。但由于术后旋磨下来的斑块碎屑在冠状动脉远端造成栓塞,其远期疗效有待于随机研究。

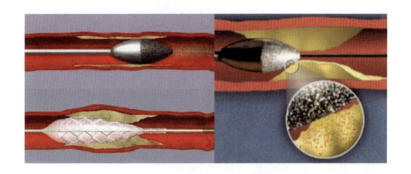

(3)冠状动脉支架置入术:冠状动脉内支架是一种可被球囊扩张开的、不锈钢或合金材料制成的网状带有间隙的支架,置入冠状动脉内狭窄的阶段支撑血管壁,维持血流通常,可减少PTCA后的血管弹性回缩,并封闭PTCA时可能产生的夹层,大大减少了PTCA术中急性血管闭塞的发生。但由于支架置入部位内膜增生性改变,术后支架内再狭窄仍是主要的问题。早期应用的是裸金属支架,术后6个月内再狭窄率为20%~30%。药物洗脱支架在裸金属支架的金属表面增加具有良好生物相容性的涂层和药物,此种支架置入后,平滑肌的增生被抑制,使再狭窄进一步降低(10%以下)。但药物洗脱支架使血管内皮化延迟而造成支架内血栓发生率较高。

球囊扩张术是将球囊送到冠状动脉狭窄病变处,用压力泵加压使球囊膨胀,挤压狭窄的斑块,使管腔扩大、血流通畅的方法。

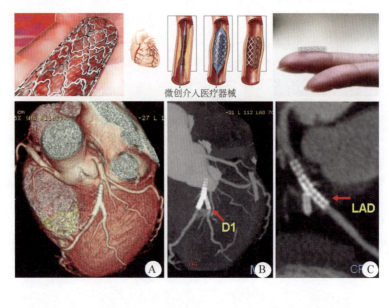

微创介入医疗器械

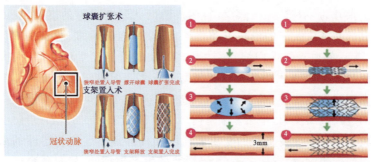

支架置入术是在球囊扩张后,将支架送至血管病变处,用以防止动脉回缩,保持管腔通畅,增加血液供应。是目前冠状动脉介入治疗最常用的方法。

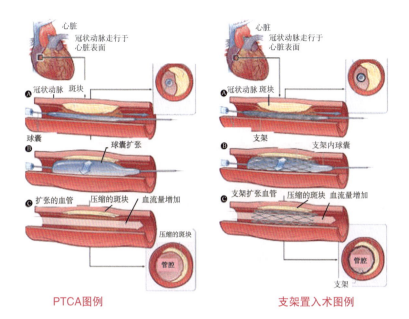

PTCA图例　　　　　　　支架置入术图例

2. 冠状动脉内支架置入术的优势

冠状动脉内支架置入术是目前治疗冠状动脉粥样硬化性心脏病最有效的方法之一。其缓解症状的作用迅速可靠。对于药物治疗效果差、经选择性冠状动脉造影明确冠状动脉有局限性或阶段性狭窄的患者，通过心脏导管送入球囊或带有支架的球囊，在狭窄的冠状动脉病变处进行球囊扩张或放置带有支撑血管作用的支架，使血管狭窄处的血流恢复正常，有效保证心肌的血液供应，缓解患者的临床症状，提高患者的生活质量。

3. 冠状动脉内支架置入术的适应证

主要适用于各型冠状动脉粥样硬化性心脏病，如稳定型心绞痛、不稳定型心绞痛、心肌梗死等患者，经进行选择性冠状动脉造影证实，冠状动脉存在管腔狭窄程度在 50%～70% 或以上、长度在15mm以内的一处或数处病变的患者。术前应预先口服抗血小板药物3天,术后连续口服12个月,同时有效控制血压、血脂,预防支架内再狭窄或血栓阻塞,保证治疗效果,急症除外。

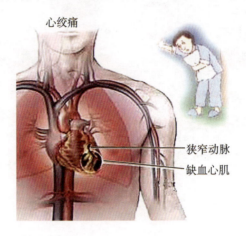

4. 冠状动脉内支架置入术的误区

一是久拖不愿做手术,使心脏长期缺血,心功能不全,导致治疗不及时或错失最佳治疗时机。

二是认为置入了心脏支架就万事大吉,血管可以永远保持通畅,因此饮食、用药、吸烟喝酒等方面随意放松,结果导致病情复发。

三是对冠状动脉粥样硬化性心脏病过度恐惧,不需要进行心脏介入手术却盲目要求医师放置血管支架。心脏介入手术有其相应的适应证,应在医师指导下根据病情科学地选择治疗方法。

四是冠状动脉粥样硬化性心脏病患者是否进行PCI手术取决于众多因素,包括患者本身的病变血管、全身情况,以及经济因素等。如果因这些因素而未能进行PCI手术,绝不意味着这些患者的病情就不严重。

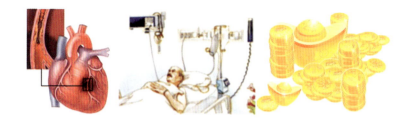

5. 冠状动脉内支架置入术的操作方法

冠状动脉内支架置入术,就是在原有的球囊外再附着一网格状的合金支架,在球囊将狭窄的血管撑开后,再将金属支架扩张释放,使其贴附在血管壁上,支架起到支撑血管的作用,保证血流的畅通无阻,能明显改善冠状动脉粥样硬化性心脏病的缺血症状。药物洗脱支架被称为冠状动脉粥样硬化性心脏病介入治疗学上的又一次革命。其原理是在裸金属支架表面涂上微量药物,这些药物在血管壁组织中缓慢释放,阻止重新阻塞动脉的斑块组织生成,进一步降低了支架内再狭窄发生率。它可以更持久、更完全地开通梗死相关血管,使梗死心肌得到再灌注,减少坏死心肌细胞数量,保持心室功能,使患者症状尽快缓解,稳定病情,改善预后。操作是在无菌条件下导管室的数字减影血管造影机器下进行,目前采用桡动脉或股动脉两种穿刺方法。备齐用物,协助患者平卧,暴露上肢或下肢,常规消毒,局部麻醉,穿刺,插入鞘管,撤出导丝,送入冠状动脉造影导管,行冠状动脉造影,确定狭窄部位,根据不同情况置入导引导管,由导引导管内插入导引钢丝,沿导引钢丝送入合适球囊进行扩张,撤出球囊,沿导丝送入合适的支架,充盈、扩张、置入,确定手术成功后,撤出导管、导丝及鞘管,协助包扎伤口,告知患者注意事项,送回病房。

冠状动脉支架置入术的术前准备、术中及术后注意事项参照

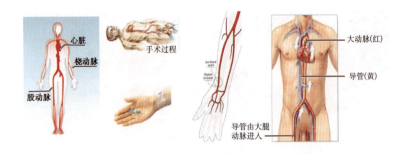

冠状动脉造影术。

6. 冠状动脉内支架置入术的并发症

（1）冠状动脉痉挛：在冠状动脉造影或介入手术过程中，冠状动脉局部或弥漫的持续性收缩造成管腔狭窄，甚至闭塞，发生率为1‰～5‰。冠状动脉痉挛可以自发，也可以因为对比剂或器械操作诱发。冠状动脉痉挛时可无明显症状，也可出现明显的缺血症状，如胸痛、心肌梗死、心律失常，严重时可导致死亡。冠状动脉痉挛发生时，可向冠状动脉内注射硝酸甘油或钙拮抗药。

（2）冠状动脉穿孔：比较罕见，但危害较大。表现为造影剂外渗至心包内，严重时可导致心包积血、心脏压塞。大多数冠状动脉穿孔与介入操作有关，比如导丝穿透血管壁、旋磨导致血管壁组织损伤、球囊膨胀过大导致血管壁过度拉伸等。另外，冠状动脉血管纡曲、钙化、成角或闭塞病变，在操作过程中也易导致冠状动脉穿孔。女性、高龄、糖尿病及肾功能不全也是发生冠状动脉穿孔的高危因素。

（3）冠状动脉夹层：多见于球囊预扩张病变时，是导致冠状动脉急性闭塞的主要原因。表现为造影可见的管腔内充盈缺损、管腔外造影剂滞留或可见内膜片。

（4）冠状动脉急性闭塞：PCI时或PCI后冠状动脉血流发生

阻滞或减慢。是 PTCA 时的主要并发症之一,可以导致心绞痛、心肌梗死,甚至死亡。应用支架后,冠状动脉急性闭塞的发生率明显减少。

(5) 支架内血栓形成:为一种少见但严重的并发症。分为急性血栓形成(术后 24 小时内,发生率极低)、亚急性血栓形成(术后 24 小时至 30 天,最常发生于术后 3～5 天)、晚期血栓形成(术后 30 天至 1 年)和极晚期血栓形成(术后 1 年以上)。支架内血栓形成是冠状动脉介入治疗术后一种较常见的并发症,可能与多种因素有关,如支架与血管壁贴合不完全、支架表面与涂层物质的特性、患者的高凝状态、不稳定性斑块、病变长等因素,同时与血小板的活性密切相关,形成富含血小板的血栓,发生后不及时处理可能发生不良后果。替罗非班为一种新型可逆性非肽类血小板 GP Ⅱb/Ⅲa 受体拮抗药,是目前作用最快、选择性最高的血小板抑制药,它可竞争性抑制纤维蛋白原和血小板 GP Ⅱb/Ⅲa 受体的结合,有效地抑制各种血小板激活剂诱导的血小板聚集,防止血栓形成,从而达到抗血栓的目的。

(6) 周围血管并发症:股动脉途径穿刺可见的并发症有血栓、栓塞、出血、血肿、腹膜后血肿、假性动脉瘤和动静脉瘘等。桡动脉途径穿刺可见的并发症有桡动脉痉挛、桡动脉闭塞、前臂血肿、局部出血和骨筋膜室综合征等。

(7) 出血并发症:由于 PCI 术前、后应用抗血小板药物,术中需要给予肝素等抗凝血药,所以围术期的出血是 PCI 较为常见的并发症。主要包括穿刺部位出血、消化道出血,甚至可发生脑出血。因此,对于出血高危患者应慎用抗凝血药,纠正可逆转的危险因素,尽量防患于未然。

(8) 对比剂肾病:应用含碘的对比剂后,部分患者可发生肾损伤,发生率小于 5%。多见于术后 2～3 天,表现为血清肌酐水平比使用对比剂前升高 25% 或 44.2μmol/L(0.5mg/dl)。多可自行恢复,极少数患者发生不可逆的肾损伤。

7. 术后 24 小时可能出现哪些情况

术后 24 小时很关键,如有不适,请立即与医护人员沟通。

(1)由于术中、术后应用大量抗凝血药,故在每次静脉穿刺时,穿刺部位应延长按压 3～5 分钟,防止皮下淤血。不要用硬、尖物剔牙和挖鼻孔、耳道等,以免引起出血。

(2)穿刺部位轻微疼痛:不用紧张。

(3)胸部不适感:除心肌缺血外可继续观察,大多数症状短期内可自行缓解。

(4)腹胀:大部分患者都会出现,因胃肠蠕动减慢,进食不易消化的食物;原有胃肠病变,手术消毒时受凉,手术过程中出汗较多等所致。给予腹部保暖、热敷或按摩。可用热水袋热敷,以肚脐为中心顺时针方向轻轻按摩,严重腹胀时可用药物或肛管排气缓解症状。

(5)腰痛:见于卧床时间过长、年龄较大、合并骨质增生和腰椎病变的患者。如果患者感到腰背酸痛,只可采取腰背部垫软枕、舒适的棉织品,将手伸进腰背下进行局部按摩的方法减轻不适。

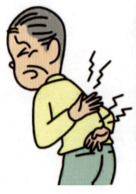
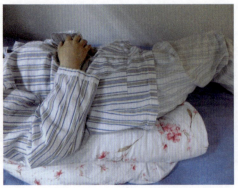

(6)失眠:见于精神紧张、探视人员过多的患者。采用自我精神调整、保持安静、减少探视,必要时使用镇静药。

(7)排尿困难:可帮助患者按摩腹部,使用温水冲洗患者会阴部,让患者听流水声等方式来促进排尿,避免膀胱过度充盈。若患者术后3小时不排尿则为诱导失败,应及时采取导尿措施,每次放尿不得超过1000ml,避免患者膀胱过度回缩带来痛苦。

(8)介入穿刺部位出现皮下瘀斑或硬结:如发现穿刺处硬结突然增大、压之疼痛明显,此时需立即通知医师,重新压迫包扎止血,再平卧12~24小时,必要时还需停用部分抗凝血药。

(9)出血:介入后对于不明原因的心慌、出汗、乏力和面色苍白、心率增快、血压降低,都应考虑出血的可能,应立即通知医师。如既往有消化道溃疡的患者,术前一定要尽可能提供给医师相关信息,便于医师选择治疗方案、调整药物剂量。

(10)药物过敏:个别患者对造影剂过敏,表现为眼部发痒、皮疹、皮肤潮红、皮肤瘙痒等症状,经过一般脱敏治疗就可控制。

(11)下肢深静脉血栓(DVT):卧床期间加强肢体按摩,保持大便通畅,避免便秘造成腹压升高,影响下肢静脉血液回流。应用弹性绷带加压期间,严密观察趾端皮肤颜色、温度,加压24小时后若无局部出血,及时撤除绷带。按摩患者下肢帮助静脉回流,教会患者在床上做足部动作,保证腓肠肌的活动,有效的下肢运动可防止下肢静脉血栓和肺栓塞的发生。

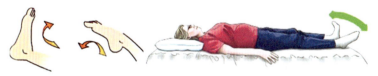

预防DVT的活动——踝泵运动

(12)水疱:撤除加压器后个别患者发现穿刺部位有小水疱,不可弄破水疱表皮,应局部消毒后,用无菌注射器将液体抽出,以免增加感染概率。

(13)迷走神经反射。其发生原因如下:①患者精神压力过大,情绪紧张导致。②患者饮食不规律,紧张出汗引发血容量不足。③术中穿刺血管和术后拔除鞘管时引起的疼痛。④诱导失败引起尿潴留及导尿导致。⑤患者存在窦房结功能疾病和传导功能有障碍,年龄较大,手术困难。⑥术前进食不足,术后暴饮暴食导致胃扩张严重。⑦股动脉受压,股动脉血肿形成及绷带包扎过紧均可压迫股动脉导致血管牵拉。

其症状表现为胸闷、大汗淋漓、四肢湿冷、头晕、面色苍白、烦躁、恶心、呕吐,甚至休克等一系列临床反应和表现。当心率＜60次/分、血压较基础血压下降超过20mmHg(1mmHg=0.133kPa),伴或不伴上述症状者,均可以认为发生了迷走神经反射。处理措施:立即将患者头部放平或取头低足高位,心率明显减慢时,静脉注射阿托品,血压明显降低时可静脉注射或泵入多巴胺,直至血压稳定;另一方法是快速静脉输注生理盐水以维持有效循环血量。

8. 冠状动脉内支架能使用多长时间

虽然冠状动脉内支架置入术是治疗冠状动脉粥样硬化性心脏病最有效的方法之一,但它也有缺点,那就是支架在置入术后6～8个月时可出现支架内再狭窄,也就是说支架内可出现再堵塞。早年金属支架年代再狭窄的发生率约20%(15%～40%);现在药物支架时代再狭窄发生率下降到5%～10%。如果术后6个月时复查冠状动脉造影,未出现支架内再狭窄,一般说来以后就很少会出现再狭窄了。

那么是不是永远都不会出现再狭窄了呢?回答是否定的。如果支架置入术后,患者未能坚持服药,没有改变不良的生活方式,血压、血脂、血糖控制得不理想,原本正常的血管就可能会产生新的病变,支架部位出现再狭窄也就不难理解了。所以,出现再狭窄可能是多种因素造成的。

9. 冠状动脉内支架置入术后血管再狭窄怎么办

支架置入术后血管出现再狭窄是否有处理办法,是广大患者最担心的问题。回答是肯定的。医师要根据不同的情况来选择合理的治疗方案。首先,要看患者有无心肌缺血证据,即是否有心绞痛发作症状。如果有症状,根据血管病变的情况,可于支架内置入药物支架,也可以考虑外科行冠状动脉旁路移植术;如果没有症状,可以不做任何处理,坚持药物治疗就可以了。

10. 行冠状动脉内支架置入术的患者出院后的注意事项

结束了住院治疗,家庭休养是恢复的关键。置入支架只是针对患者最严重的病变部位采取措施,并不能从根本上抑制动脉粥样硬化的进展,支架置入术后仍需对危险因素加强控制,如高血压、高血脂、糖尿病、吸烟、肥胖等。需要遵医嘱坚持服药、定期随访和饮食、运动及良好心态的调整。急性心肌梗死患者经急诊 PCI 后,虽然解除了冠状动脉的闭塞,恢复了心肌的血流灌注,但心肌已发生部分坏死,心脏泵血功能受到影响,所以患者术后早期注意休息,减轻心脏负荷,根据患者基础疾病和心功能状态调控活动计划。

支架手术相当于修路,把这条"路"修好了,但能否畅通,关键还在于"养护"。

11. 行冠状动脉内支架置入术的患者何时术后复查

行冠状动脉内支架置入术的患者都会服用抗凝、调节血脂、扩张血管及治疗并发症的药物,以便巩固治疗效果。出院后复查是在院治疗的继续,目的是为了进一步复查手术疗效、调整药物剂量及尽可能早发现、早处理新发的病症。

(1)定期:出院后至少1个月、3个月、6个月、9个月、12个月门诊随访检查或根据医师的要求进行复诊。

(2)定点:主诊医师对患者的病情更为了解,会给出正确的建议(什么药物适合及应服用多久)。

12. 行冠状动脉内支架置入术的患者如何长期科学服药

(1)防止血栓的药物:联合服用氯吡格雷和阿司匹林或者替格瑞洛。

①阿司匹林:有防止血小板聚集、血栓形成的作用,可防止术后再狭窄。一般要终身服药,推荐每天服用肠溶阿司匹林100mg。

②氯吡格雷:建议置入药物支架后坚持服用1年甚至更长时间。推荐服用剂量为每天75mg。

③替格瑞洛:用法同氯吡格雷,但剂量为90mg,每天2次。

长期口服抗血小板药物可能引起血细胞下降,需定期抽血化验。至少12个月的抗血小板治疗是减少复发风险的关键。

(2)防止动脉粥样硬化进展的药物:他汀类药物有阿托伐他汀、辛伐他汀等。这类药物除具有调节血脂作用外,还能稳定粥样斑块、改善血管内皮功能。对冠状动脉粥样硬化性心脏病合并糖尿病、高血压等严重破坏血管壁的疾病,防止动脉硬化进程有重要作用。一定要坚持服药。

(3)防治高血压、糖尿病,减轻心脏负担的药物

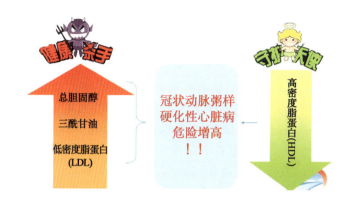

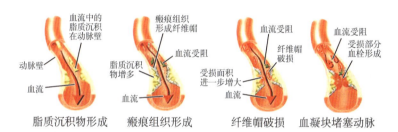

脂质沉积物形成　　瘢痕组织形成　　纤维帽破损　　血凝块堵塞动脉

①β受体阻滞药:有比索洛尔、美托洛尔等,主要作用是控制心率、降低心肌耗氧量、抑制心律失常、降低血压,是治疗心绞痛和心肌梗死的基本药物。主要不良反应是心率慢。心率<50次/分或血压降低时减药或停药。

②血管紧张素转化酶抑制药:有培哚普利(雅施达)、贝那普利(洛汀新)等,主要用于改善心肌和血管壁构造,延缓动脉硬化进程,特别是合并糖尿病、肾病、高血压病等患者要长期服用。主要不良反应是咳嗽,严重者在医师指导下可考虑换药。

③硝酸酯类药物:主要通过扩张冠状动脉改善心绞痛症状,还可保护内皮功能,对血供重建术后保持冠状动脉通畅有益。患者应随身携带一个备有急救药物(如硝酸甘油、丹参滴

丸、速效救心丸等药)的药盒,夜间睡觉时也应将药盒放在床边随手可取的地方,以备急需。正确的舌下含服硝酸甘油的方法是将药片咬碎后置于舌的下方。口腔干燥时,可饮少许水,以利药物的吸收。冠状动脉粥样硬化性心脏病患者使用的舌下含服药能扩张冠状动脉,同时也能扩张身体周围的动脉。患者舌下含服药物时,最宜采取半卧位。因为半卧位时,可使回心血量减少,减轻心脏负担,使心肌供氧量相对满足自身需要,从而缓解心绞痛。如果患者平卧位,会使回心血量增加,心肌耗氧量也增加,从而使药物作用减弱。另外,患者不宜在站立时舌下含药,否则会因血管扩张,血压降低,导致脑血管供血不足而发生意外。

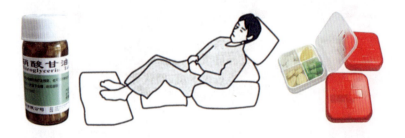

高血压、高血脂、高血糖会损伤血管内壁,是冠状动脉粥样硬化性心脏病的高危因素。因此,治疗这些慢性病,对于冠状动脉粥样硬化性心脏病患者来说更加重要。

13. 健康的四大基石

《维多利亚宣言》中提出的健康四大基石,即合理膳食、适量运动、戒烟限酒、心理平衡。

(1)合理膳食:心脏病患者在日常饮食中应做到"三多三少"。总的饮食原则是低盐、低脂,也就是清淡饮食。

第 1 章 心血管病常用介入诊疗技术

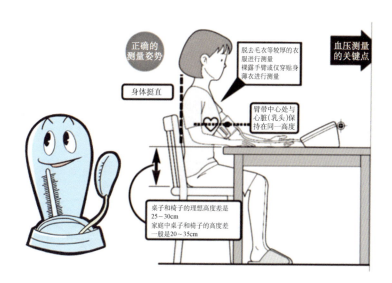

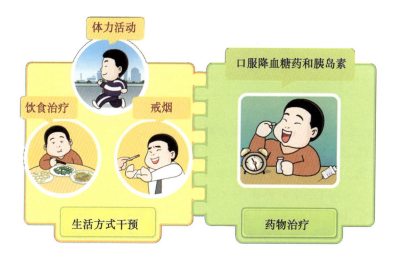

①"三多":即多吃新鲜蔬菜和水果、粗粮、糙米等;多吃豆制品;多吃不饱和脂肪酸(鱼类、核桃等)。

②"三少":即少脂、少食、少盐。少脂,即少吃肥肉、动物内脏等高脂肪类食物,避免引起肥胖、高脂血症等危险因素;少食,即每日应控制总热量,达到或维持合适体重,少食多餐,以免加重胃肠负担而引发心脏病;少盐,即每天盐摄入量＜6g,少食或不食腌制食品,避免加重心脏负担。

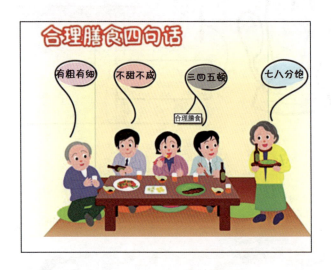

③大便秘结:排便时增加腹压,加重心脏负担,诱发冠状动脉粥样硬化性心脏病急性发作,故平时应多吃水果和含纤维素多的食物及蔬菜,以保持大便通畅。

④PCI手术的患者,并不是不能吃肉。但是肥肉一定要尽量少吃,因为肥肉含有大量的胆固醇,对血管有害。平时适当地吃些瘦肉、鱼肉,含有优质的蛋白质,对于人体有益。动物肝、鱼子等高胆固醇食物也要避免。冠状动脉粥样硬化性心脏病患者可以吃鸡蛋,但应吃蛋白,蛋黄因含有较多的胆固醇,应尽量少吃;

一般建议吃水煮蛋,不建议吃炒鸡蛋;水煮蛋容易分离蛋白和蛋黄,而炒鸡蛋,不容易控制蛋黄的摄入量。一般1周吃2～3个鸡蛋比较适宜。

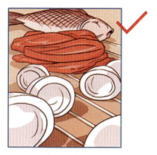
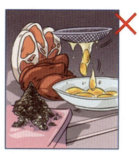

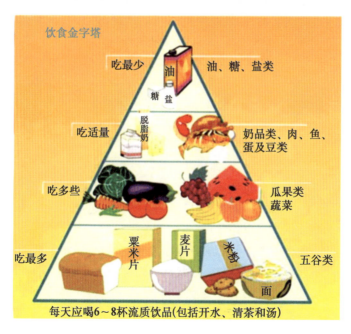

（2）适量运动：为维护支架不出现再堵塞、防止冠状动脉不再发生新病变，坚持健康的生活方式，其中重要的一条就是坚持规律的运动。

运动的时间和方式：支架本身对活动没有任何影响，一般支架置入术后1～2周就可恢复正常运动。选择较缓慢、柔和的运动，如步行、慢跑、慢速游泳、太极拳等有氧运动。②运动的注意事项：运动量应适当，根据自己的心脏状况来决定，运动结束后以不感到疲劳为好，不要刻意、死板地按书上要求的心率目标和时间来锻炼，勉强坚持只能增加心脏负担，使心脏功能恶化或诱发心绞痛。运动要因人而异、从小到大、循序渐进、适量而止、长久坚持。

秋、冬季是冠状动脉粥样硬化性心脏病最容易发病的季节，寒风凛冽时不宜出门，尤其不要在清晨出门活动，而要等太阳出来，宜在下午或傍晚进行、天气转暖时再外出活动，避开心脑血管疾病易发作的高峰时间以减少发病的机会。

运动前不要饱餐，饭后不要马上运动，以免引起冠状动脉供血不足。环境温度不可过热或过冷，以免诱发心绞痛发作。

"三"指每次步行30分钟或3千米以上。

"五"指每周至少有5次的运动时间。

"七"指中等度运动，即运动到年龄＋心率＝170。

即使是急性心肌梗死后的患者也是根据上述原则恢复生活自理和日常活动，一般在1周以后，开始坐起—床边活动—如厕—走廊活动—到户外散步。

过度的体重增加使心脏负担加重和血压上升，由于过多地食用高热量食物，使血脂增高，冠状动脉粥样硬化形成并加重，肥胖后体力活动减少又妨碍了冠状动脉粥样硬化病变部位侧支循环的形成。减肥可以减轻高血压、高血脂等的危险因素，也可减轻心脏负担。因此，为预防冠状动脉粥样硬化性心脏病，应坚持运动锻炼，注意预防肥胖。

第1章 心血管病常用介入诊疗技术

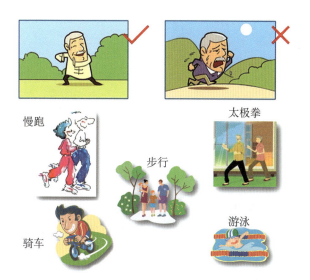

(3)戒烟限酒:不吸烟,也拒绝吸二手烟。在心脏病致病的病因中有21%是由吸烟造成的。每天吸1～14支烟者,死于冠状动脉粥样硬化性心脏病的危险性比不吸烟者高67%;每日吸25支烟以上者,则死亡的危险性比不吸烟者要高出3倍。但是戒烟以后,这种危险性可逐渐降低,3～5年后降至不吸烟的水平。吸烟后进入血液的一氧化碳抢先与血红蛋白结合,导致血液含氧量明显减少,碳氧血红蛋白可引起动脉内壁水肿,妨碍血液流通,在此基础上胆固醇易于沉积,血小板易于附着,从而为动脉粥样硬化奠定基础。

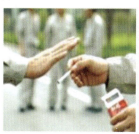
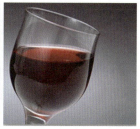

男性每日饮乙醇(酒精)量不超过25g,即葡萄酒少于100～150ml或啤酒少于250～500ml或白酒少于25～50ml。

女性则减半量,孕妇不饮酒。

不提倡饮高度烈性酒。

(4)心理平衡:掌握知识是减少并发症、挽救生命的关键,积极控制危险因素,是防治冠状动脉粥样硬化性心脏病的根本。

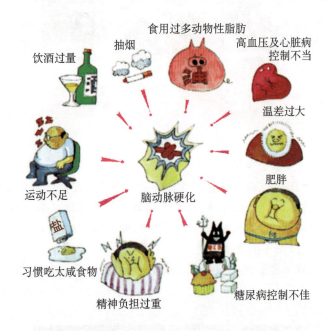

树立健康的人生观,时刻保持愉悦的心情,心境平和,乐观开朗,避免情绪激动。遇有不顺心的事情,适当发泄一下,可以适度舒解压力,对健康也是有一定帮助的。心脏病患者心脏本身就比正常人的脆弱,过多地生气和动怒都是有害的,要自我调整,需要时可求助心理医师。

紧张情绪能使体内的肾上腺素分泌增加,肾上腺素是人体的

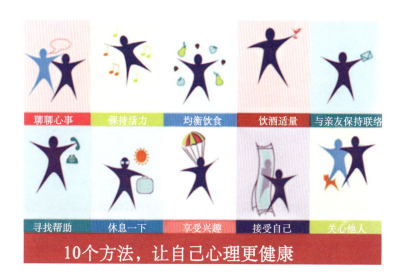

10个方法，让自己心理更健康

一种重要激素，能使神经系统兴奋，这类激素增多可使血管收缩，血小板增多，增大血液黏滞性和凝固性而引起动脉粥样硬化和冠状动脉粥样硬化性心脏病。因此，人们都要学会自我调控，稳定情绪，用积极的态度去面对生活中的挫折和失败。这对冠状动脉粥样硬化性心脏病的预防和治疗是十分重要的。

14. 合理安排工作

无心肌梗死患者支架置入术后1~2周后即可恢复正常工作。有心肌梗死者支架置入术后1个月可以恢复轻体力工作，要结合自己的体能、工作强度和压力等综合因素。需要及时调换到体力活动不太重的工作岗位。有一些工种不再适合，应该调换岗位，如高空作业、飞行员、驾驶员、重体力劳动和强刺激高度紧张的职业等。工作一定要量力而行，一旦出现身体不适，应及时停止。

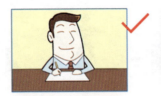
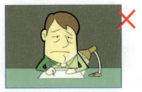

15. 心脏病发作的报警信号

如果出现胸部不适,尤其是有一种或者更多的其他症状,请立即拨打急救电话并去医院急诊就诊(拨打急救电话通常是挽救生命、获得迅速救助的最快途径)。

(1)胸部不适:大多数患者心脏病发作前都有心前区不适,有胸痛、胸闷或咽部紧缩感,持续数分钟,或者反复出现。

(2)其他部位的不适:疼痛可向左肩背部、环指、小指、颈部、下颌放射及胃部不适。

(3)呼吸短促、憋气:这种感觉大多伴随有胸部不适,且多在胸部不适之前发生。

(4)其他:突然出冷汗、恶心或者头晕、头痛,甚至晕厥等。

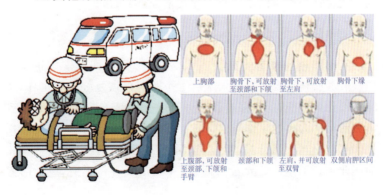

16. 强化急救意识

当猝死发生时,积极正确施救,也能减少死亡的发生。

一般情况下,猝死患者可能会有以下先兆:在病发前的几天甚至几个月前,有可能会感到胸闷、心慌、乏力;发病前1小时,会忽然出现低血压、胸痛、头晕。这时患者及家人应强化急救意识,及时到医院诊治,做好预防和抢救的准备。当猝死发作时,如果在2分钟内进行抢救,大约有50%的患者可以存活。而在无心肺复苏的情况下,存活率则只有4%。在远离医院、没有医师的情况下,一旦有人出现心源性猝死,除了要马上拨打"120"求救之外,正确的抢救步骤为:首先将患者就地平躺,大声呼唤,如果发现患者没有意识,也没有呼吸,立即进行胸部按压(按压部位为两乳头连线中点),按压深度4～5cm,每分钟至少100次,每按压30次,口对口人工呼吸进行2次(捏住患者的鼻子,对他进行口对口的人工呼吸),一直坚持到急救人员到场。

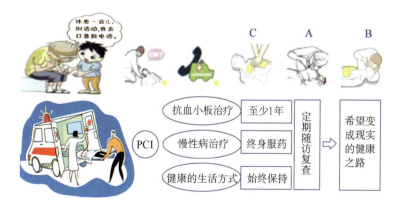

17. 冠状动脉粥样硬化性心脏病征兆自测

(1)劳累或精神紧张时出现胸骨后或心前区疼痛,或紧缩样疼痛,向左肩、左上臂放射,持续3～5分钟。

(2)体力活动时出现胸闷、心悸、气短,休息后缓解。

(3)出现与运动有关的头痛、牙痛、腿痛。

(4)饱餐、寒冷或看惊险片时胸痛、心悸。

(5)睡眠时需要高枕卧位;平卧时突然胸痛、心悸、呼吸困难,需立即坐起或站立方能缓解。

(6)性生活或排便困难时出现心慌、胸闷等不适。

(7)听噪声有心慌、胸闷。

(8)反复出现心律失常,不明原因的心动过速或心动过缓。

18. 冠状动脉粥样硬化性心脏病治疗的"四项基本原则"

患了冠状动脉粥样硬化性心脏病后如何合理用药是广大患者和家属最关心的问题,当然,合理用药首先应在医师的指导下使用。一般来讲,若能坚持按照下面四项基本用药原则执行,则可大大减少急性冠状动脉事件的发生,使不稳定型心绞痛、急性心肌梗死、严重致命性心律失常如室性心动过速、心室颤动等发生率明显减少,从而达到减轻病情、改善症状和延长寿命的目的。由于这四项基本用药方法开头的第一个英文字母分别为 A、B、C、D,为了便于记忆,简称"ABCD"方案。

A. 包括3个"A"。①阿司匹林(aspirin):长期每天口服50~100mg 肠溶阿司匹林,具有对抗和抑制血小板聚集的作用,可减少冠状动脉内血栓形成,使冠状动脉保持畅通。②抗心绞痛(anti-angina):若冠状动脉粥样硬化性心脏病患者有心绞痛发作,应立即舌下含服硝酸甘油 1~2 片,不仅能镇痛且能缓解病情。当然经上述处理后胸痛仍然不能缓解者应立即到医院诊治。③血管紧张素转化酶抑制药(ACEI):常用的有卡托普利、依那普利、雷米普利等,该类药不仅能够治疗高血压,且能改善心功能,减少心脏重塑,对心脏也有保护作用,至于用法和剂量应由医师根据病情决定。

B. 包括2个"B"。①应用β受体阻滞药(beta blocker):如美

托洛尔、卡维地洛尔、阿替洛尔、比索洛尔等，目前认为没有禁忌证的冠状动脉粥样硬化性心脏病患者均应常规使用β受体阻滞药，因为这类药不仅能降低血压，减轻心脏负担，且可治疗劳力性心绞痛，减少心律失常，预防再次心肌梗死和改善心功能等。②控制血压(blood pressure)：高血压是冠状动脉粥样硬化性心脏病的重要危险因素，因此，对冠状动脉粥样硬化性心脏病患者控制血压尤为重要。最好能把血压控制在130/85mmHg以下，这样不仅可减少急性冠状动脉事件的发生，且可减少高血压本身的并发症，如卒中、心脏肥大、心肾功能不全和眼底病变等。

C. 包括2个"C"。①降低胆固醇(cholesterol)：众所周知，高胆固醇血症是冠状动脉粥样硬化性心脏病最主要的危险因素。降低血胆固醇首先要管好嘴，少吃动物内脏、蛋黄、肥肉等富含胆固醇的食物，尽量把过高的胆固醇降下来；若经饮食控制后血清胆固醇仍不能降到正常水平，则必须服用降血脂药。最常用的药物是他汀类降血脂药，如辛伐他汀、普伐他汀、阿托伐他汀等，尽量把血清胆固醇降至4.6mmol/L(180mg/dl)以下，该类药不仅能降低血胆固醇，且能稳定动脉粥样斑块，减少急性冠状动脉事件的发生率。②戒烟(cigarettes)：戒烟不仅能减少慢性支气管炎、肺气肿、肺源性心脏病和肺癌的发生率，且可减少烟对血管内皮的损伤，从而达到防治冠状动脉粥样硬化性心脏病的目的。

D. 包括2个"D"。①防治糖尿病(diabetes)：糖尿病不仅使血糖升高，同时常伴有脂质代谢紊乱，是引起冠状动脉粥样硬化性心脏病又一危险因素。通过控制饮食、应用降血糖药和降血脂药，把血糖控制在6mmol/L左右，血清胆固醇控制在4.6mmol/L以下，则可大大减少冠状动脉粥样硬化性心脏病的复发率。②控制饮食(diet)：从某种意义上来讲，冠状动脉粥样硬化性心脏病是吃出来的！因此，冠状动脉粥样硬化性心脏病患者要少吃富含胆固醇的食物，吃饭八分饱，切忌暴饮暴食。

总之，冠状动脉粥样硬化性心脏病患者只要在医师的指导下坚持"ABCD"四项基本用药原则和防治措施，冠状动脉粥样硬化性心脏病则是可以控制的。

三、心脏电生理检查

1. 什么是电生理检查

电生理检查是一种能够精确评价心脏电活动功能的方法。通过检查，医师可以发现心脏中那些引起心律失常（不正常的心律）的异常部位。在检查中，医师将特别的电极导管（长而柔软的可弯导管）插入静脉并引入心脏。被插入的导管便可以检测到心脏不同部位的电冲动，也可以向心脏不同部位发放电刺激。电生理检查可以提供关于心电活动更精确和详细的信息，它可以帮助医师作出准确诊断和选择最有效的治疗手段。

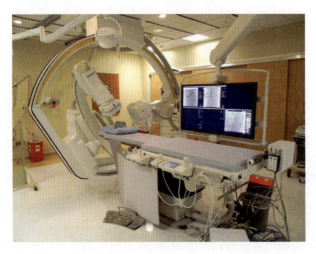

2. 心脏电生理检查的方法

常用的心脏电生理检查方法分为非创伤性和创伤性两种。

通过鼻腔插入一根极细的特殊导管至食管腔对心房进行调搏检查,是一种对人体无损伤的常见的电生理检查方法。它操作方法简便,检查结果可靠,无须昂贵的费用,能检查出许多心率过快、过慢的真正原因,为正确诊断和选择治疗方案提供科学依据。

另一种检查方法是用心脏导管插入心腔进行的电生理检查,是一种创伤性检查。但该检查方法对一些疑难疾病的诊断是非常必要的。在检查中,医师通过静脉插入一至几根特制的电极导管(直径 2mm 左右)沿静脉送入心脏内,这些导管可探查到心脏不同部位的电脉冲或电活动,这些导管可以被用来刺激不同部位的心脏。在这些导管的帮助下,医师可以确定在心脏内引起严重心律失常的异常部位。

在此基础上发展的射频消融术,是利用射频能源,通过心脏导管消除心脏内部的局部病灶或阻断不正常的传导途径,使许多反复发作的心动过速得到根治,彻底解除患者的痛苦。

3. 心脏电生理检查的内容

心脏电生理检查主要包括食管调搏及经静脉穿刺心内放置电极电刺激检查。电生理检查的内容是在自身心律或起搏心律时,记录心内电活动,分析其表现和特征加以推理,作出综合判断,为临床医师提供关于心律失常的正确诊断、发病机制、治疗方法选择和预后等方面重要的甚至决定性的依据。

通过电生理检查可以使从实践中得出的理论和认识得到进一步证实或否定,从而提高诊断的可靠性和精确性,使治疗措施更为合理、有效。当前,它不仅是一种有价值的诊断方法,而且也可作为一种治疗手段。但它是一种有创性检查技术,需要较多的人力和时间,且检查本身也有危险。因此,在检查前宜全面考虑,权衡利弊,以策安全。

4. 电生理检查的过程

电生理检查和射频消融术是在一个有特殊设备的导管室或电生理检查室进行。检查当日,患者被推入导管室,然后被移到X线检查床上。床的上方有一个大的摄影机,旁边有几个电视屏幕。导管室内还配有心电监护仪等仪器。导管室的人员通常包括电生理专家、助手、护士和技师。

在X线检查床上,医务人员会将各种监测装置与患者的身体连接,并将患者的身体用无菌单盖住,医务人员也会穿戴上无菌手术衣和手套。

放置电极导管:首先,消毒导管插入部位(腹股沟、手臂、肩膀或颈)的皮肤,进行局部麻醉。然后,用穿刺针穿刺血管(常为静脉),电生理检查导管将从该血管插入体内。电生理检查所用的电极导管是长而可弯的导管,能将电冲动信号传入和传出心脏。一根或几根导管被插入体内,通过电视屏幕的监视被引向心脏,最终置入心脏。

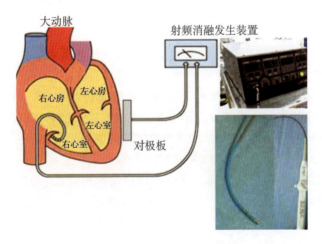

5. 电生理检查是怎样进行的

总的来说,电生理检查主要包括以下两方面的内容。

(1)记录电信号:电极导管感受心脏不同部位的电活动,检测电冲动的传导速度。

(2)心脏起搏:电极导管发放微弱的电刺激来起搏心脏,以便诱发某些心律失常,使医师能在人为控制的条件下观察这些异常心律。

电生理检查可以帮助医师找到心脏异常电活动的确切部位,这一过程被称为"标测"。确定心律失常发源部位和类型可以帮助医师选择最佳治疗措施,标测到心律失常的确切部位后可以实施射频消融治疗,从而消除心律失常。

通过电生理检查评价药物治疗时,一旦某种心律失常诱发成

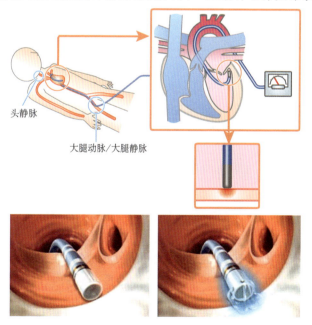

头静脉

大腿动脉/大腿静脉

功,可以将药物通过开放输液通路输入机体以检测其对这种心律失常的作用。如果在给药后,心律失常不能被引出,说明这种药物可以预防该异常心律的发生。

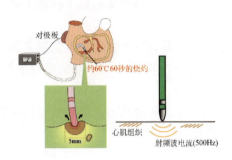

6. 患者在电生理检查和射频消融术中可能的感受

在整个检查过程中,患者都会处于清醒状态,但有时医师会用镇静药来缓解患者的紧张情绪,因此有些患者会在检查中不知不觉睡着。

电生理检查一般不会引起疼痛,但在电极导管插入的过程中,患者也许会感到插入部位有些压力。另外,长时间的平卧也会使患者有一些不适感,但导管在血管的行进过程中,患者一般不会有任何感觉。

在检查中,医师也许会用微弱的电流刺激患者的心脏,患者不会感觉到这些电脉冲,但这些电刺激会诱发出引起症状的心律失常,从而使患者感觉到和以前一样的症状,包括头晕目眩、心悸、胸痛或气短等,患者一旦有这些不适症状,请立刻告知医师。

电生理检查中人为诱发的心律失常往往会自发停止。如果心律失常持续存在,尤其当异常节律速度非常快时,患者可能会短暂晕厥。当出现这种情况时,工作人员会对心脏电击,使其恢复正常节律。

在导管室外,发生这样的心律失常是非常危险的,甚至会危及生命。然而在导管室内,训练有素的医务人员会借助先进的设备和药物控制这些心律失常,保证患者的安全。

电生理检查针对不同的心律失常检查的时间不同,一般为1～2小时。

7. 电生理检查和射频消融术安全吗

电生理检查和射频消融术需要将导管插入人体,属于"侵入性"检查。因此会有一些风险,但这些风险很小,所以相对很安全。

一些患者的导管插入部位(腹股沟或手臂)会有出血,血液淤积在皮下,引起局部肿胀和(或)瘀斑。

极少数情况下,电生理检查会有更严重的并发症,包括心脏或血管损伤、血栓形成和感染。患者死亡则更为罕见。

尽管大部分电生理检查和射频消融术不会有并发症出现,但患者及家属应清楚有出现这些风险的可能。

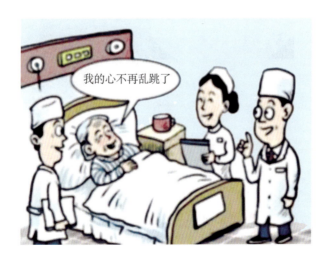

四、心动过速的射频消融术

1. 什么是导管射频消融术

快速性心律失常是心脏存在异常的电生理传导路径或异位兴奋灶所致。经导管射频消融术是在X线血管造影机的监测下,通过穿刺血管,把电极导管插入心脏,先行心电生理检查找到引起心律失常的异常路径或异位兴奋灶的位置,然后在该处局部释放高频电流,在很小的范围内产生较高的温度,通过热效能,使局部组织内水分蒸发、变性坏死,从而消除心律失常源头达到根治的目的。这种方法创伤小,治愈率高,住院时间短,几乎无严重并发症,是目前治疗这类心脏病患者的最好手段。

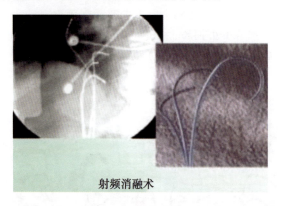

射频消融术

2. 哪些患者可以行射频消融治疗

广义上说,反复发作的、或药物治疗无效或不满意,或因某种原因不能耐受有效药物治疗的所有快速性心律失常,如阵发性室上性心动过速、预激综合征、心房颤动、心房扑动、房性心动过速、特发性室性期前收缩、室性心动过速等均可行射频消融术。

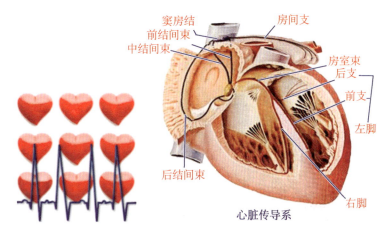

心脏传导系

尤其是年轻患者,应该早日接受导管消融手术,减少因为长期心动过速而致心脏结构的变化,提高生活质量。

(1)房室折返型心动过速:即显性和隐匿性预激综合征。房室间存在着先天性的"旁路",导管射频把旁路"切断",心动过速或预激波就永远不再发生。

(2)房室结折返型心动过速:房室结形成所谓"双径路",这样小电流在适宜条件下,会在两条径路形成的折返环中快速运行,引起心动过速。导管射频把慢径消掉,只保留快径,这种心动过速就不会再发生。

(3)心房扑动:心房扑动是在心房里有一个大的环路(主要是右心房),微小电流在此环路上不停地循环,心房率可达 300 次/分,而心室率一般在 150 次/分。导管射频可以破坏右房狭部造成环路的双向电流阻滞,从而根治心房扑动。

(4)房性心动过速:房性心动过速是由于在左心房或右心房的某一局部有异常快速发放电流的"兴奋点",或者在心房内有小的折返运动。经电生理检查标测到异位"兴奋点"或折返环的部位,进行消融就可得到根治。

(5)心房颤动:心房颤动是一种十分常见的心律失常。心房

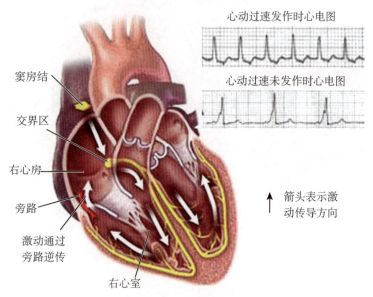

颤动的触发是因为与心房相连的大静脉上的"心肌袖"发放快速电冲动;另外,心房持续颤动与心房肌自身重构也有关。采用导管电极在环肺静脉口消融,形成大静脉与心房的"电隔离",或加上在心房内的某些线性消融,可以根治心房颤动。

(6)室性期前收缩:主要用于临床症状明显的单源性的频发性室性期前收缩。常由位于一侧心室流出道的单个"兴奋灶"引起。标测到异位兴奋灶即刻消融,室性期前收缩消失说明消融成功。

(7)特发性室性心动过速:这种室性心动过速常见于心脏结构和功能正常的人群,没有器质性心脏病的证据。但心动过速发作太频繁可引起心动过速性心肌病。其发生是由在右心室或左心室流出道及左心室间隔上的一个"兴奋灶"快速发放微小电流,形成室性心动过速。导管射频可找到"兴奋灶"所在地,把它消灭掉,室性心动过速就不能再发作了。

(8)束支折返性室性心动过速:见于有器质性心脏病的患者。患者发作时常发生晕厥、抽搐,需紧急抢救。此种心动过速是微小电流在左、右束支及左、右心室之间循环。导管电极找到右束支时,发放电流把它阻断,这个环路中断,心动过速就不会再发生。导管射频消融可以根治这一心动过速,但不能根治心脏病。消融不成功或室性心动过速引发生命危险时,需置入埋藏式除颤器。

3. 导管射频消融术具有哪些优势

(1)可以一次性根治快速性心律失常;术后不需要再使用抗心律失常药物。

(2)成功率高。

(3)微创;与外科手术相比,它不需要开胸和全身麻醉。

(4)恢复快;患者无痛苦。

(5)并发症少。

(6)费用低廉。

(7)技术成熟;操作方法简便。

(8)无置入性器械。

4. 射频消融术的过程

射频消融术是利用特定的电极在心脏内定位,寻找到心脏异常起搏点或异常传导途径,然后释放射频电流使局部心肌凝固坏死,改变其电生理特性,从而达到治疗心律失常的目的。基本设备是X线机、射频电流发生器及心内电生理检查仪器。局部麻醉下将3～4根电极导管经股静脉、锁骨下静脉送入冠状静脉窦、高位右心房及希氏束、右心室等部位,刺激心房和心室诱发与临床一致的心动过速,定位心动过速起源点,然后将消融用的电极导管送达已定位的起源点并与体外的射频发生器相连。放电后重复电生理检查,若不能诱发心动过速且临床随访无发作,则说明消融成功。

5. 在射频消融术中患者将经历一个怎样的过程

电生理检查在心导管室或电生理实验室完成,患者躺在 X 线检查床上,护士将一些监护仪的导线连接到患者的肢体及胸前,从而来监护患者的心率、心律、心电图、血压等。护士对患者的穿刺局部皮肤(通常是双侧大腿根部、左右前胸或颈部)进行消毒,医师穿无菌衣、戴无菌手套,注射局部麻醉药后用穿刺针穿刺局部静脉或动脉,作为心内电极导管插入的部位,然后电生理技师将心内电极导管尾线连接到心电生理记录仪上,即可进行心脏电生理检查。用刺激仪诱发心动过速,然后用电极同步记录心电活动,找出心动过速中发生电活动的部位,即心动过速的起源点,就是消融的"靶点"。放电,直到心电图改变,用刺激仪继续刺激,若能诱发心动过速,重新标测,放电;否则观察 15 分钟,患者无异常情况,手术成功,撤出导管和内鞘,压迫穿刺部位 15～20 分钟,包扎伤口,手术结束。

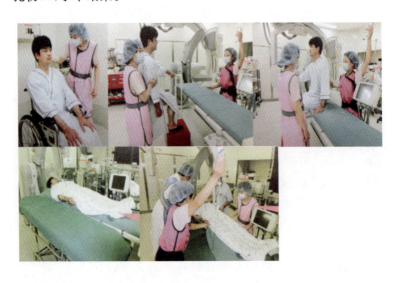

患者在整个检查过程中完全是清醒的(除少数儿童需全身麻醉外),当有任何不适可随时告诉医护人员。检查时间通常需 30 分钟至 2 小时,时间长短主要取决于心律失常的复杂情况和电生理检查的结果,极少数患者电生理检查可持续 2～6 小时。

6. 导管射频消融术一般需要多长时间？术后需要卧床多久

局部麻醉,患者保持清醒状态,手术过程通常为 1～2 小时,术后需要静卧的时间取决于手术径路,若仅穿刺静脉血管,则术后只需平卧 6～8 小时,若为经动脉途径,则术后平卧 18～24 小时便可下床活动。术后 3 天即可出院。

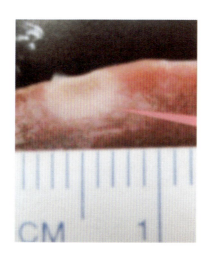

射频消融后的心肌

五、心房颤动的射频消融术

1. 什么是心房颤动？有何危害

心房颤动是由于主要存在于肺静脉的触发灶持续或间断地发放快速电冲动，或者由于心房本身的病变，导致心房处于快速颤动状态，使心房失去有效的收缩功能。

心房颤动发作时，心房各部位呈现一种快速而紊乱的颤动，每分钟可达 500 次左右。由于心房无法进行正常、规则的收缩与舒张活动，心室跳动也变得快慢不一，心率可达 130～160 次/分，极不规整。心房颤动患者常伴有基础性心脏疾病，不仅会感到心跳明显加快，还能感到心脏跳动紊乱，导致晕眩、呼吸困难，严重者会引起晕厥摔倒。心房颤动患者脑卒中、血栓栓塞发生率较非心房颤动患者高。

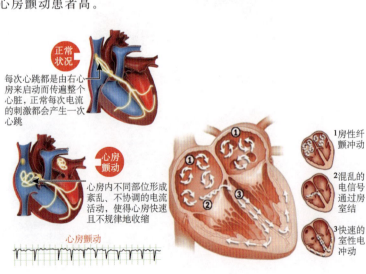

2. 心房颤动有哪些表现

(1)心悸:自觉心跳、心脏跳动紊乱或心跳加快,体力疲乏或者劳累。
(2)眩晕:头晕眼花或者晕倒。
(3)胸部不适:疼痛、压迫或者不舒服。
(4)气短:在轻体力活动或者休息时感觉呼吸困难。
(5)虽然一些患者可能没有任何症状,但危害仍然存在(血栓栓塞并发症)。

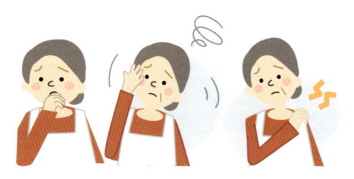

3. 哪些心房颤动患者适合导管射频消融术

(1)年龄在75岁以下。
(2)心房颤动类型:阵发性心房颤动、持续性心房颤动或永久性心房颤动。
(3)药物治疗无效或者不能耐受。
(4)无严重的大血管畸形和器质性心脏疾病。

4. 什么是心房颤动的导管射频消融术

研究表明,至少95%左右的心房颤动和肺静脉有密切的关系。通常情况下,人类有4根肺静脉从心脏后部汇入左心房(少数患者可以多于或少于 4 根）。导管射频消融术是利用电生理三维标测系统构建出左心房模型，结合 X 线影像，通过导管在左心房与肺静脉开口消融一周，射频能量加热周围组织，使组织温度升高，形成环形的瘢痕，将导致心房颤动的异常激动限制在肺静脉内，使之不能外传，从而达到根治心房颤动的目的。

整个手术视病情复杂程度将持续 2～6 小时，手术不需要开刀、输血、置入介入器材或机器和全身麻醉，术后不留瘢痕。

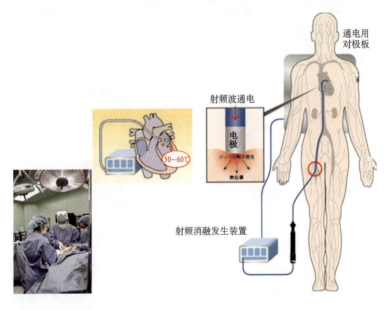

六、心内电生理检查、心动过速和心房颤动的射频消融术前、术中、术后注意事项

1. 心内电生理检查或射频消融术前患者需做哪些准备

（1）完善检查：患者在检查或术前需进行一些常规检查，包括

抽血化验、心电图和心脏B超、X线检查等。医师询问病史、进行体格检查,向患者和亲属解释电生理检查或射频消融术的目的、益处及可能的危险。患者和亲属可以询问有关电生理检查或射频消融术的问题,然后患者和家属需签署检查或手术同意书。

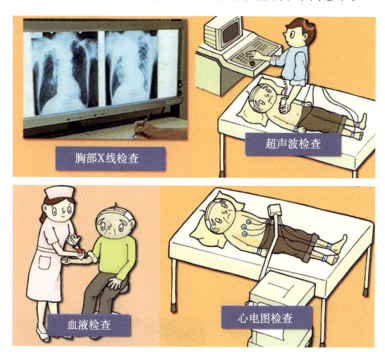

胸部X线检查　超声波检查　血液检查　心电图检查

(2)用药准备:在检查或术前几天停用某些可能对电生理检查有影响的药物,这将有利于医师更精确地获取心脏电生理资料。术前30分钟肌内注射地西泮(安定)5～10mg,以镇静、缓解患者的紧张情绪。

(3)皮肤准备:术前一日医师或者护士为患者进行双侧腹股沟及会阴部、颈胸部皮肤准备。病情允许时备皮后可于当晚洗澡或擦拭保持皮肤干净,避免着凉和感冒。手术日清晨更换好病员服,不穿内衣、内裤,戴好腕带。

(4) 穿刺准备:留置静脉套管针,避免在术侧,一般选择左侧手臂。避免置管肢体过度活动,置管期间注意保持穿刺部位清洁干燥,预防感染、堵管、液体渗漏等并发症。避免被水沾湿。如需要洗脸或洗澡时应用塑料纸或保鲜膜将留置针处包裹好,若敷料渗湿需要及时更换。留置时间一般为 3~5 天,最好不超过 1 周。若穿刺部位出现红肿或疼痛等不适时及时告诉护士以便及时拔针并做相应处理。

(5) 配合训练:医护人员协助患者练习在床上使用便器排大小便,以适应术中需要及避免术后因卧床、体位改变发生尿潴留或便秘。术前半小时排空大小便,取下身上所有饰物。

(6) 心理准备:放轻松,调整心态,保持乐观、平和、积极的态度,消除疑虑,安定情绪。

(7) 饮食护理:清淡的饮食,少吃辛辣刺激和油腻的食物。术前禁饮食 6~8 小时或根据医嘱少食。

(8) 其他:手术顺序的安排要兼顾患者病情轻重缓急和手术医师的时间、精力、体力状态。一般原则是先急诊、后平诊;先安排冠状动脉类手术,再安排人工心脏起搏器术,最后行射频消融术。

安排家属或朋友来医院进行陪伴和必要的护理。

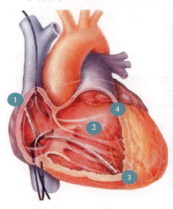

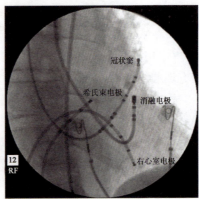

2. 操作过程

电生理检查和射频消融术是在一个有特殊设备的手术间(称为导管室)进行。导管室工作人员通常包括电生理医师、助手、护士和技师。患者躺在 X 线检查床上,医务人员将各种监测装置与患者身体连接,并将患者的身体用无菌单盖住,医务人员穿无菌手术衣和戴无菌手套。首先消毒导管插入部位(腹股沟、手臂、肩膀或颈部)的皮肤,应用局部麻醉药进行局部麻醉,然后用穿刺针穿刺静脉或动脉血管(右颈内静脉或左锁骨下静脉,左、右侧股静脉,右侧股动脉)。

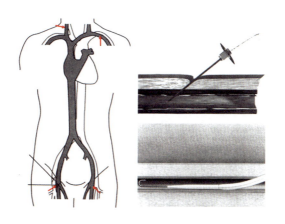

电生理检查导管通过血管插入心腔;心脏电生理检查所用的电极导管是长且可弯的导管,能将电信号传入和传出心脏。电极导管记录心脏不同部位的电活动,并发放微弱的电流来刺激心脏,以便诱发心律失常,明确心动过速诊断;然后医师通过导管找到心脏异常电活动的确切部位(此过程称为"标测"),再通过消融仪发送射频电流消融治疗,从而根治心动过速。

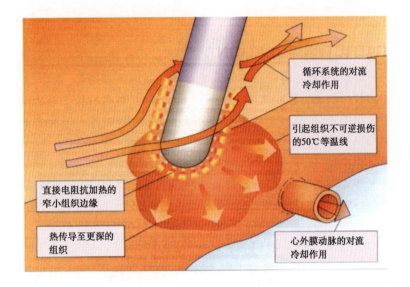

3. 患者感受

整个过程中患者一般处于清醒状态,有时医师会用镇静药来缓解患者的紧张情绪,患者全程被监护;电生理检查一般不会引起疼痛,导管行进于血管和心腔时患者不会有感觉;检查时医师可能会用微弱的电流刺激心脏,患者不会感觉到这些电脉冲,但会诱发出心动过速,感觉和以前发作时一样(可能有头晕、目眩、心悸、胸痛或气短等),告知医师即可。

射频消融术后患者须按照医嘱卧床静养,静脉穿刺处应用沙袋压迫 2~4 小时,动脉穿刺处应用沙袋压迫 4~6 小时,并患肢制动(限制不动),注意观察是否出血;卧床期间给予易消化饮食;射频消融术后早期密切观察心率和心律情况,如有不适及时向医师汇报,必要时行心电图、心脏超声和 X 线胸片等检查。

一般术后 1 周(或手术 1 周后)可恢复正常活动;出院后如有复发,应及时就近记录心电图,并与手术医师取得联系,决定下一步治疗方案。

4. 心脏电生理检查和射频消融术后有哪些注意事项

电生理检查和射频消融术结束后,所有导管被拔除,压迫导管插入部位数分钟,压迫动脉穿刺部位10～20分钟,压迫静脉穿刺部位只需3～5分钟,以防出血。患者术后需做一份全导联的心电图,并常规进行心电监护,定时监测心律、脉搏、肢体颜色、温度、足背动脉搏动情况,观察穿刺部位有无出血、血肿及硬块。患者如有心慌、气急、恶心、胸痛等症状要及时告知医务人员,以便及早发现并发症,妥善对症处理。

静脉穿刺者要求平卧并且术侧肢体伸直制动4～6小时;动脉穿刺者则需平卧并且术侧肢体伸直制动12～24小时。这期间患者保持穿刺侧的大腿伸直,切勿屈腿,以免穿刺点出血。为减少局部僵硬、麻木感,患者可以活动足趾关节和双侧踝关节,以免发生深静脉血栓。医师将根据患者检查后的情况决定是否可以马上进食和饮水。家属或医护人员协助患者在床上进食、饮水和大小便。

根据电生理检查和消融治疗的结果,大多数患者可在1～2天出院,但避免负重或剧烈活动,应循序渐进恢复活动量。

5. 并发症及处理

(1)出血:包括局部出血、血肿形成与股动静脉瘘。

(2)气胸与血气胸:系行锁骨下静脉穿刺所致,应给予高流量吸氧,如肺组织压缩明显,应给予胸腔穿刺排气(液)。

(3)静脉炎:右侧心导管术时间较长时可发生静脉炎,但一般会恢复。

(4)血栓与栓塞:对于需在右侧心腔内进行长时间操作、有血栓栓塞病史或高危的患者,应适当予以全身肝素化。

(5)心律失常:术中加强监护,必要时给予药物治疗或电复律。

(6)心脏穿孔、心包积液与心脏压塞:术中应加强监护,注意心影及心脏搏动,一旦出现心脏压塞现象,应立即行心包穿刺,必要时行外科手术治疗。

(7)迷走反射:多数在停止检查后可自行恢复,应注意监护。

6. 出院后的注意事项

(1)患者出院后1周内避免抬重物及特殊劳动如给自行车打气,这样可有效地预防出血的发生。

(2)穿刺部位的敷料要术后保留3天左右,一般术后5天可以开始洗澡。

(3)出院后伤口局部保持干燥,在伤口愈合前尽量避免沾水,如果伤口出现红、肿、热、痛,体温超过37.8℃,则提示已发生感染,应及时就医。皮肤穿刺部位的瘀斑或小的肿块通常在检查后3~4周消退。

(4)术后1~2周即可进行相对正常的生活和工作,但应避免重体力劳动或运动,1~2个月后可恢复完全正常的生活和工作。

(5)若快速心律失常复发或感觉头晕、胸痛或气短时立刻通知主管医师。

(6)询问主管医师哪些药物停用,哪些药物继续服用。

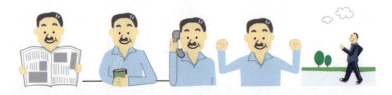

7. 何时复查

射频消融术是目前根治快速心律失常最常用和最可靠的治疗手段,是一个相当成熟的心内科介入治疗方法,对心脏的损伤小,不留后遗症,给患者造成的痛苦小。一般手术后不需要定期到医院复查,但如果出现手术后复发心动过速,要及时就诊,明确具体病情。

8. 均衡饮食

(1)射频消融术后患者可以正常饮食,如伴有高血压、高脂血症,则应改变不良的饮食习惯,养成低盐低脂的饮食习惯。平时不吃咸菜、酱菜、罐头、咸鱼等食物,少食蛋黄,以降低胆固醇。

(2)多吃蔬菜、水果,补充维生素。

(3)少食多餐,保持大便通畅。

(4)禁用刺激心脏和血管的饮料和食物,如浓茶、咖啡、辛辣调味品等。

9. 怎样自测脉搏

(1)方法:①取舒适体位,最好是坐位。②将左手伸展平放,手掌向上。③患者用右手示指、中指、环指指端并齐平放在左腕部桡动脉表面,压力大小以能摸到脉搏为宜,正常脉搏计数半分钟乘以2,就是每分钟的脉搏。脉搏不齐时计数1分钟。④最后记录脉搏。⑤正常安静时每分钟脉搏为60~100次。

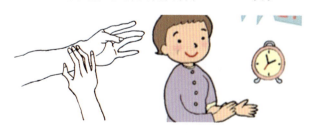

(2)注意事项:①测量前应使患者保持安静,如有剧烈活动,应先休息30分钟后再测。②如果发现脉搏短绌,应由两人同时测量脉率及心率1分钟。③测量脉搏要选取健侧肢体的桡动脉。

七、永久性心脏起搏器置入术

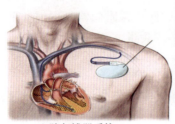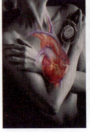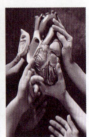

心脏起搏器系统

1. 什么是心脏起搏器

人工心脏起搏器是由一个脉冲发生器和与之相连的金属导线组成,能按一定形式的人工脉冲电流刺激心脏,使心脏产生有节律的收缩。在临床上主要用于治疗缓慢型心律失常的心脏疾病。

形象地说,心脏起搏器就是一个发电机再加上电线。这个发电机称为脉冲发生器,电线就是起搏器的导线和导线顶端的电极。脉冲发生器呈扁圆形,体积非常小。它实际上是一个微型计算机,由高性能电池提供能量。起搏器通常埋置在上胸部的皮下,它的导线通过静脉到达心脏,导线顶端的电极固定在心脏的内侧面心肌上。起搏器工作时,脉冲发生器发出的电脉冲经导线、电极传到心肌,心肌感受到电脉冲刺激产生收缩。同时,起搏器电极也将心脏的活动收集起来存入脉冲发生器内的芯片内,以便进行分析。

第1章 心血管病常用介入诊疗技术

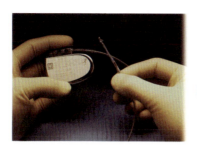 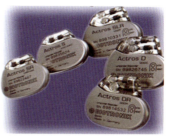

2. 起搏器的类型

从血流动力学的观点将常用的起搏器分为单腔和双腔两大类。单腔起搏器——心室起搏（右心室）；双腔起搏器——心房、心室起搏（左心房、左心室）。

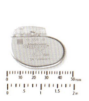 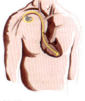

单腔起搏器　　　　　　　　双腔起搏器

3. 起搏器的组成

起搏器的阴极由脉冲发生器和电极导线构成，而其阳极则是人体组织。

（1）脉冲发生器包括：外壳、电池和电路。电池提供能源，电路控制起搏器工作。

（2）电极导线：其功能是探测（感知）心腔内电信号和将电刺

激传到心肌层。

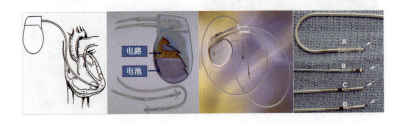

4. 起搏器的特征

大小:如男式手表。
重量:20～80g。
外壳:钛金属。
寿命:6～8年。
控制:程控仪遥控。

5. 什么情况下需要安装心脏起搏器

当心脏搏动的频率太低时(心动过缓),心脏泵出的血液不能满足身体的需要,出现乏力、头晕、一过性意识丧失进而危及生命者,都应该安装起搏器。迄今为止,心脏起搏器是治疗心动过缓的唯一手段。心脏起搏器早期主要治疗缓慢型心律失常,如病态窦房结综合征(严重窦性心动过缓、窦房传导阻滞、窦性静止、心动过缓过速综合征)、房室传导阻滞(高度或完全性及二度Ⅱ型房室传导阻滞、持续或间歇性室内三分支传导阻滞或有症状的室内二支传导阻滞者)等,随着起搏技术的发展,起搏器治疗范围进一步扩大,目前起搏器治疗肥厚型梗阻性心肌病、三腔起搏器治疗扩张型心肌充血性心力衰竭、埋藏式自动复律除颤仪治疗顽固性快速心律失常都具有很好的临床疗效。起搏器手术具有手术切口小、无痛苦、不开胸,安全可靠。安装起搏器不仅能减少和避免心脏事件的发生(晕厥、心力衰竭、猝死),而且改善心律失常患者的生活质量。

6. 起搏器会突然停止工作吗

不会的!起搏器是一台精密的微型计算机,从起搏器保证年限的最后一年开始,医护人员对患者进行随访,主要是检测电池的剩余电量,当检测发现电量不足达到警戒线时,所剩余的电量仍可保证起搏器工作6个月,这使医护人员有足够的时间发现并更换起搏器。

7. 心脏起搏器手术过程

起搏器安装手术由心内科医师施行,通常在局部麻醉下进行。将电极导线从手臂或锁骨下方的静脉插入,在X线透视下,将其插入预定的心腔起搏位置,固定并检测。然后在胸部埋入与电极导线相连接的起搏器,缝合皮肤,手术即可完成(局部麻醉→在锁骨下方头静脉或锁骨下静脉穿刺入口插入导管→将电极导线送入心脏→确定其位置→将电极固定在心腔内的特定部位→测试性能。皮下置入起搏器→制作起搏器囊袋→接上起搏器→最后将皮肤缝合切口)。

八、三腔心脏起搏器置入术

1. 心力衰竭患者有哪些症状

心力衰竭患者通常会出现乏力、气短、水肿、夜间不能平卧等症状。心力衰竭的5年病死率达50%~70%,有症状的进展性心力衰竭1年病死率可以高达45%。

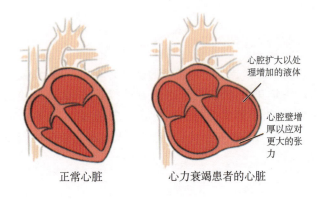

正常心脏　　心力衰竭患者的心脏

心腔扩大以处理增加的液体

心腔壁增厚以应对更大的张力

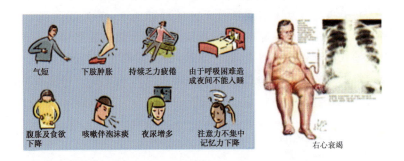

气短　下肢肿胀　持续乏力疲倦　由于呼吸困难造成夜间不能入睡

腹胀及食欲下降　咳嗽伴泡沫痰　夜尿增多　注意力不集中记忆力下降

右心衰竭

　　正常心脏左、右心室同时起搏,然而 30% 的心力衰竭患者的右心室先起搏,然后左心室起搏,导致心脏工作效率下降。

2. 心力衰竭患者有什么感觉

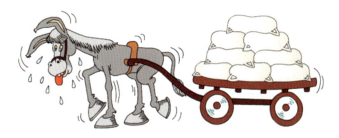

限制患者日常生活能力。

3. 如何治疗心力衰竭

目前心力衰竭的治疗方法有药物治疗、器械治疗、心脏移植等。绝大部分心力衰竭患者主要依靠药物治疗；还有一部分患者虽然经过优化的药物治疗，但因为存在不能逆转的心脏传导阻滞，心室活动不协调，心力衰竭不能得到有效控制，则可以实施心脏再同步化治疗（简称CRT）；对于药物治疗无效的终末期心力衰竭患者可考虑心脏移植疗法。

（1）药物治疗：研究进展很大，是心力衰竭治疗的基础，但仍有治疗无效者出现。

①利尿药、ACE抑制药好比减轻货车上的货物。

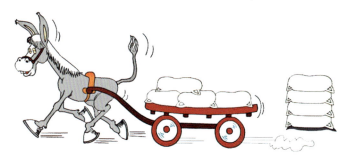

②β受体阻滞药限制毛驴速度,从而节约能量。

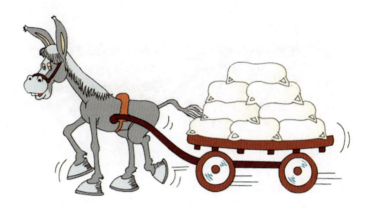

③地高辛就像放在毛驴前面的萝卜,吸引毛驴快跑。

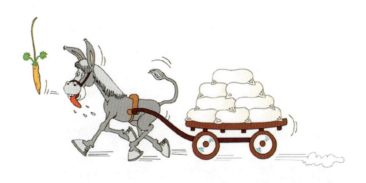

(2)心脏移植:受宗教信仰、供体数量、手术复杂、术后排斥反应、费用昂贵等限制。

(3)慢性心力衰竭再同步化治疗(CRT):发展快,是治疗心力衰竭的有效补充手段。

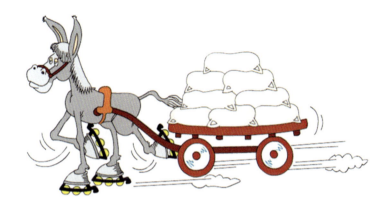

4. 什么是心脏再同步化治疗

心脏再同步化治疗（cardiac resynchronization therapy，CRT）又称双心室起搏治疗（biventricular pacing）。30％的进展性心力衰竭患者存在左、右心室收缩不协调。心脏再同步化治疗是结合射频、起搏、PTCA 技艺，科技与经验的完美体现。心脏再同步化治疗有大量的循证医学证据支持：①改善血流动力学、运动能力；②改善患者生活质量，降低住院率；③降低死亡和住院联合终点；④极大方便优化药物治疗；⑤显著降低心脏移植率；⑥降低因心力衰竭进展导致的病死率；⑦降低所有原因的病死率。

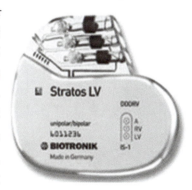

5. 心脏再同步化治疗带来益处的机制

心脏再同步化治疗的机制:改善室内同步,改善房室同步,改善室间同步,恢复机械和电同步。

6. 哪些心力衰竭需要行心脏再同步化治疗

心脏再同步化治疗(CRT)是通过一种心脏再同步起搏器来进行的。一般来说,具备下列情形是 CRT 的强烈适应证:①LVEF≤35%;②窦性心律;③纽约心功能分级Ⅲ级或活动Ⅳ级;④经过理想的药物治疗;⑤心脏失同步(QRS≥0.12秒)。对于同时具有置入型体内自动除颤器(ICD)适应证的患者,也可选择同时具有 CRT 和 ICD 功能的装置,称作 CRT-D。其他需要实施 CRT 或 CRT-D 的适应证,需要由专业医师根据患者的具体情况来确定。

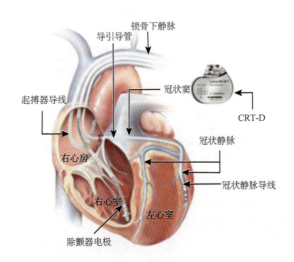

7. 手术方法

在局部麻醉下穿刺左锁骨下静脉,首先根据冠状静脉窦造影结果将左心室电极置入冠状静脉窦左心室束支(左心室侧支或侧后支),再分别将右心房电极置入右心耳,右心室电极置入心尖部,分别进行右心房、右心室、左心室的各项起搏参数测试,在起搏器测试满意后将脉冲发生器置入胸前皮下囊袋中,缝合手术切口,局部加压包扎。

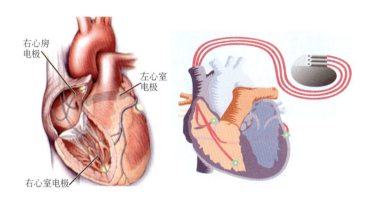

8. 心脏再同步化治疗的过程与疗效如何

置入心脏再同步起搏器的方法与置入普通心脏起搏器相似,只是比普通起搏器多放置1根电极导线,该导线是通过心脏的冠状静脉分支置入左心室侧壁或侧后壁。手术时间1.5~2小时,术后7~8天拆线出院。术后1~2个月定期随访一次,同时需要按医嘱服用相关药物。

心脏再同步化治疗可降低患者病死率,缩小扩大的心脏,减轻心力衰竭症状,改善心功能,提高生活质量。到目前为止,全球接受该疗法的患者已经超过10万人。

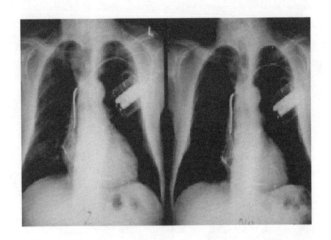

置入心脏再同步起搏器后X线胸片变化:左侧图片是置入心脏再同步起搏器后3天X线胸片,右侧是置入心脏再同步起搏器后3个月的X线图片(心脏明显缩小)

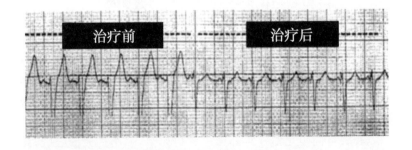

置入心脏再同步起搏器前后心电图变化:治疗后心电图QRS宽度立即明显变狭窄,说明心室收缩不同步得到纠正

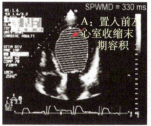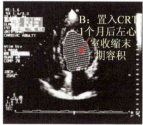

二维四腔超声图:置入心脏再同步起搏器后1个月左心室收缩末期容积明显减少,心室重塑开始得到逆转,心功能恢复

九、埋藏式心脏电除颤器置入术

1. 什么是ICD

ICD是埋藏式心脏除颤器的简称。众所周知,心脏病患者的死亡原因中,大约50%属于猝死(即突然死亡)。造成猝死的最常见原因是严重的室性心律失常,如心室颤动及室性心动过速等。这些严重的心律失常发生前常无预兆,药物也不能完全预防其发生。这些心律失常发生时必须被马上终止,但即使是在医院内,有时也来不及进行治疗。因为心室颤动发生时,心脏实际上不能射血,而脑缺血超过6秒就会发生晕厥。如果心脏停止射血达5分钟以上,抢救成功的机会低于20%。ICD就是用来随时终止这些严重心律失常的一种仪器,大量研究表明,置入ICD较药物治疗更为有效。

ICD的外观与起搏器类似,置入的部位也基本相同,但ICD较常规起搏器大。通常,ICD只有一条电极导线(置入右心室)。ICD可以随时检测出并判断患者所发生的严重室性心律失常的类型并给予不同的处理,从而达到终止心律失常、挽救患者生命的目的。

自1980年,第一台体内埋藏式自动除颤器置入以来,在临床医师和工程师的共同努力下,近年来,ICD及其置入系统较早年有了很大的改进。电极导线除少数年幼儿童,以及先天性心脏病伴中央型分流的患者需经心外膜置入,多数患者可经静脉置入。脉冲发生器的体积也较以前明显缩小,不再需要埋于腹部。故其手术操作方法和设备条件与普通起搏器相似。

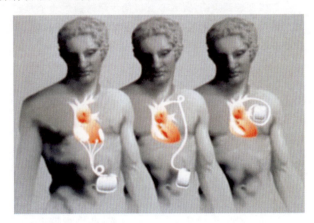

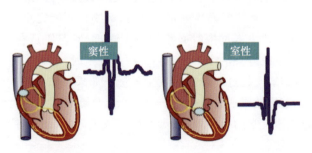

2. ICD的组成

除了导线、脉冲器、程控器外,患者本身也是其组成部分。

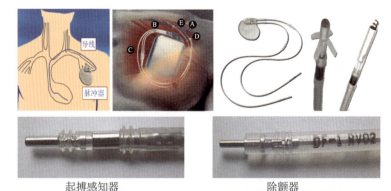

脉冲发生器

3. ICD 功能

(1)感知(感知心房和心室局部心电信号)。
(2)检测(根据程序设定的心率区间对感知的信号进行分类)。
(3)终止室性心动过速(VT)或心室颤动(VF)。
(4)起搏治疗心动过缓和(或)心脏再同步化治疗。

4. 适应证

如果患者发生过因为室性快速心律失常所致的心搏骤停、证实有过自发的室性心动过速或发生过晕厥并证实与室性心律失常有关,ICD 治疗属于二级预防。

如果患者没有发生过上述心脏事件,但存在发生致命性室性心律失常的高度危险,则属于一级预防。

在我国,二级预防是 ICD 治疗的主要指征,主要包括以下情况:心搏骤停、持续性室性心动过速、晕厥。

5. ICD 的手术流程

手术流程:制作囊袋、导线置入与测试、测定除颤阈值、置入脉冲发生器、设置与输入工作程序。

与起搏器安置术的主要区别在于,ICD 增加了除颤阈值的测定和工作程序设置。与起搏器不同的是,ICD 置入后必须设置和输入工作程序和工作参数才能正常工作。

6. 定期随访

术后 6 个月内每月测试 ICD 功能 1 次,以后每 3 个月 1 次。ICD 的寿命取决于电击的频率,一般平均寿命 4~5 年,可稳定发放 300 次电击。接近保险期阶段每月随访 1 次,用体外程控的方法测量 ICD 的电池寿命。

安装 ICD 后,约 50% 患者仍需要应用抗心律失常药物以控制持续性或非持续性室性心动过速,可避免 ICD 进行反复放电治疗,在安置 ICD 后,由于 ICD 对偶然突发的心动过速可提供适当的治疗,故可减少抗心律失常药物的种类和剂量,以避免其不良反应。

十、永久性起搏器、ICD、CRT 术前、术中、术后注意事项

1. 术前准备

(1)完善检查:术前化验血常规、尿常规、便常规、肝肾功能、

血糖、电解质及出凝血时间,胸部 X 线正位片、心脏彩超、动态心电图。

(2)药物准备:术前停用活血化瘀药物,如肝素、阿司匹林、华法林等,以防术中出血及皮下囊袋内形成血肿。

(3)手术后需卧床 3 天,因此患者需在手术前训练床上使用尿壶和便盆。指导患者熟练掌握呼气、屏气动作,以便配合静脉穿刺插入起搏器导管。

(4)为预防创口感染,手术前应备皮,范围为胸前至两侧腋窝、双侧腹股沟。皮肤准备范围应较大些,如预定静脉插管失败,常在其附近甚至改行对侧穿刺,手术部位清洁应彻底。

(5)术前夜应注意休息,失眠者可口服镇静药。女性患者遇到经期也应告知医师。

(6)药物准备:术前常规做抗生素(如头孢唑林钠)试验。术前 30 分钟肌内注射镇静药。

(7)解除思想压力,保持情绪放松:医护人员会以适当的形式向患者详细解释起搏器安装术的相关知识,以及手术安全性、手术的方法及相关的注意事项,以消除患者的紧张情绪。

(8)术前禁饮食 6～8 小时或根据医嘱少食。手术顺序的安排兼顾患者病情的轻重缓急和手术医师的时间、精力、体力状态。一般原则是先急诊、后平诊;先安排冠状动脉类手术,再安排人工心脏起搏器术,最后行射频消融术。手术当日停服降血糖药,照常服用日常的其他口服药。

2. 起搏器置入步骤

(1)静脉插入途径。

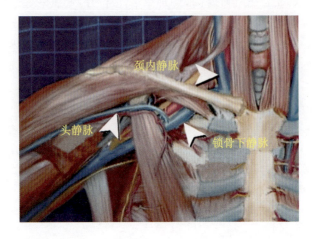

(2)插入电极。

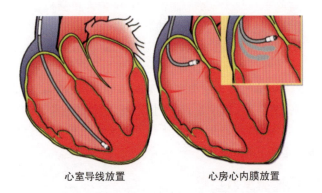

心室导线放置　　　　心房心内膜放置

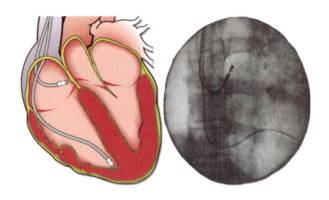

(3)阈值测定。

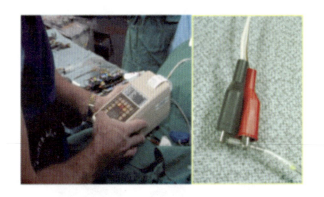

把导线连接到起搏系统分析器(PSA)上

(4)制作囊袋。

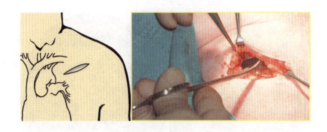

(5)置入起搏器。

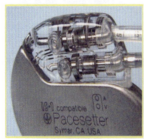
连接到脉冲器

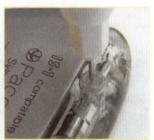
连接到起搏器

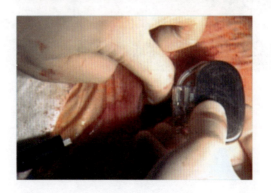

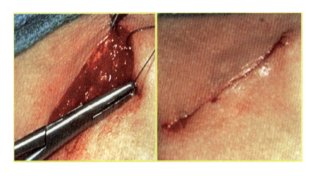

缝合切口

3. 起搏器置入术后注意事项

（1）患者术后返回心脏病监护病房（CCU），CCU护士向手术医师了解术中情况及起搏频率，连接心电监护，观察记录起搏心律及自主心律情况。若患者出现头晕、胸闷等不适，起搏信号时有时无或完全消失，应注意有无电极脱位，及时告知医师处理。

术后1～3天，患者应绝对卧床休息，起搏器的安装成功与否，关键在于电极在心腔内的相对位置。术后第1天，由于电极头端与心肌尚未完全固定，患者应保持平卧位，24小时后在医师指导下可略向左侧卧位，利用重力因素使电极头端尽可能与心肌保持充分接触。尽量减少翻身次数，禁止右侧卧位以避免因电极移动而造成电极脱位。保持床铺清洁、干燥、平整。除患侧肩肘关节制动外，患者卧床期间可屈膝、活动髋部，定时翻身、按摩，勤擦洗，防止压疮。经股静脉置入临时起搏器的患者绝对卧床，术侧肢体避免屈曲和活动过度。勿用力咳嗽，以防电极脱位。

（2）术后可行手指关节活动，肘关节、下肢被动活动或按摩。

(3)遵医嘱局部伤口应用沙袋加压24～48小时,确认无出血后及时移去,观察切口有无出血、渗血、血肿、感染等异常情况。按无菌原则定期更换敷料,一般术后7～10天拆线。有咳嗽症状者应尽早应用镇咳药,咳嗽时用手捂住切口处,防止胸壁震颤使电极移位。临时起搏器置入者术后应每天换药。术后遵医嘱给予抗生素3～5天。避免擦洗伤口,不用力挤压。

(4)术后进半流质饮食,3天后恢复正常饮食,给予高维生素、高营养、易消化的饮食,少食多餐,鼓励患者术后多饮水,补充水分。戒烟酒,避免喝浓茶、咖啡等刺激性饮料。对于排便困难者,鼓励患者多吃新鲜水果、蔬菜,以保证大便通畅。

(5)肢体功能的锻炼:术后72小时可下床在室内适当活动,指导患者适当地进行上肢及肩关节前后运动,可以做抬臂、后伸等运动,直至手臂可举过头顶摸到对侧耳垂。尽早恢复正常肢体功能是提高患者生活质量的重要保证,但锻炼时应循序渐进,不可操之过急。避免做重复、剧烈的甩手动作及肩部负重。

(6)伤口疼痛:往往在术后第1天发生,一般可以忍受,若疼痛明显者可给予镇痛药物。

(7)排尿困难:患者不习惯床上排尿,可给予热敷、诱导,必要时导尿。

(8)腰部不适:卧床过久所致,可在腰部垫一软枕或进行按摩。

(9)咳嗽:给予化痰药物有利于痰液的咳出,安装起搏器的患者若咳嗽过频可给予镇咳药物。

4. 并发症

(1)气胸、血胸或血气胸存在的征象:无法解释的低血压;胸痛;呼吸窘迫。术后24小时内应密切观察血压、心率、呼吸状况,如有胸闷、憋气、呼吸困难或心率加快、血压降低,均应怀疑有气胸或血胸,必要时化验血气。

(2)皮下气肿:单纯的皮下气肿,可轻柔按压以排出空气。

(3)心脏穿孔:起搏电极穿透心肌到心脏外或进入左心室内。表现为心前区疼痛,听诊心包有摩擦音,感知和起搏均不正常,还往往伴有膈肌或胸肌抽动。

(4)心律失常:电极在心室内摆动。

(5)栓塞:上、下肢动静脉栓塞,肺栓塞,肾栓塞。

(6)感染:囊袋部位有炎症和脓肿形成,或起搏系统的一部分露出皮肤表面而伴有继发性感染。表现为发热和血培养阳性,伴或不伴有感染灶。其预防措施包括严格的无菌管理;术前预防性地使用抗生素。

(7)囊袋并发症:血肿、疼痛与瘀斑。

5. 患者术后的活动指导

(1)术后 24 小时内平卧位,尽量少活动,可以活动前臂和手部。

(2)术后 24～72 小时可以左侧 30°卧位、半坐卧位。

(3)72 小时后可以坐起进餐、洗漱。一般术后 3 天患侧上臂紧贴胸壁,可做前臂活动。

(4)5 天后可下床、病房内活动。

(5)1 周内可做上肢及肩关节的适当活动,上臂稍外展,幅度不宜过大,术侧手臂勿抬高过头或过度用力。勿用力咳嗽,咳嗽时应用手按压伤口,以防止震动致电极脱落。

(6)1 周后锻炼上肢及肩关节的活动。

(7)1 个月以后可使上肢越过头摸到对侧耳垂。3 个月内禁止做扩胸运动。

6. 置入永久性起搏器的患者出院后注意事项

(1)坚持必要的药物治疗:安装永久性起搏器的患者大多数

患有冠状动脉粥样硬化性心脏病、高血压等疾病。安装了起搏器的患者同样可发生心绞痛、心力衰竭、心肌梗死等。因此，患者不能麻痹大意，仍需按时服用治疗冠状动脉粥样硬化性心脏病、高血压、心律失常的药物。

(2)日常工作和生活：如果没有严重的器质性心脏病或其他疾病的限制，置入起搏器后可恢复正常的工作。置入起搏器的第1周，置入侧的手臂不要高举过头或剧烈活动。置入后的3个月内，置入侧的手臂避免做剧烈活动。以后的生活中，避免用起搏器置入侧的手臂负重。随身携带患者识别卡，起搏器识别卡可以确认患者是起搏器置入者，该卡中有关于患者的重要信息。如果驾驶车辆，避免安全带撞击或压迫起搏器，胸部可垫一个软枕以分散压力。避免打开引擎盖修理汽车发动机。洗桑拿或热水浴原则上对起搏器没有影响，但如有严重的原发性心脏病（如冠状动脉粥样硬化性心脏病、严重血管病变）没有干预，水温过高可能对病情不利。

(3)饮食饮酒：适度饮酒不影响起搏器的功能。起搏器本身不受饮食的影响。

(4)防止电磁接触：避免使磁铁靠近起搏器，包括所有的磁疗健身器械。保证所有的常用电器接地，避免接触漏电的设备。使用手机时保证距离起搏器15cm以上，使用无绳电话的原则同手机。

(5)其他：乘坐剧烈颠簸的汽车时，可能对频率适应性起搏器有影响，具体听从医师的建议。

7. 日常生活中常见设备对起搏器的影响

没有影响	靠近时有影响	严重影响,不可靠近
电视机(包括使用遥控器)、电热毯、汽车、电烤箱、收音机、吸尘器、电吹风、电熨斗、洗衣机、微波炉、助听器、传真机、普通电话、音响、摩托车、耳机、计算机、冰箱、电炉、按摩椅	手机、电焊机、大功率对讲机、金属探测仪、手持电钻机、电磁炉、磁性治疗设备	高压电设备、大型电动机、发电机、雷达、广播天线、有强磁场的设备

8. 医疗设备对起搏器的影响

没有影响	有影响,但可采取保护措施	有影响,应避免
超声检查、核医学检查、肺灌注/通气扫描、CT、X线检查、心电图	电针治疗仪、体外震荡碎石机、电休克治疗、超声洗牙机(去牙石)	磁共振(MRI)、电除颤、电刀、电烙器、短波/微波透热治疗、高/低频治疗仪、放射治疗

原则:就诊时,一定要告诉医师自己体内置有起搏器

9. 电子防盗系统

绝大多数安装有起搏器的患者在通过机场安全门或商店、图书馆防盗门时都不会有影响,只需按正常的步速通过安全门,而不要在门口徘徊或倚靠在安全系统上。如果在靠近这些安全系统时感到晕眩或心率不规律时,只需离开这些系统,起搏器即可迅速恢复正常。要求患者使用手持式扫描仪检查,以便通过安检。但应强调的是,不要让扫描设备长时间在起搏器附近停留。

10. 起搏器受到干扰时会有什么症状

起搏器受到干扰不能正常工作时,患者可能会出现心悸、头晕、乏力,甚至晕厥,或者脉搏规律突然改变,或者又出现置入起搏器之前的症状。脱离干扰后,这些症状通常很快消失。如果在确信脱离干扰后症状仍然存在,请尽快就医。

11. 随访时间

置入起搏器后随访时间,最初 6 个月应每月 1 次,以后每 6 个月 1 次,接近电池耗竭时则每月 1 次。关于起搏器电池的消耗,电池消耗包括自身放电、感知所需的消耗、电路工作所需的持续放电、刺激起搏所需的放电及其他消耗。电源耗竭的信号:频率减低原来的 10%;脉冲幅度下降 25%~40%等。

12. 自测脉搏的方法及注意事项

每天安静时(特别是早上起床前)数脉搏,然后记录,如安静时每分钟脉搏数少于起搏器频率 5 次,并伴有心慌、胸闷等不适,应及时到医院检查,高压电磁场、局部放射治疗等可抑制或触发起搏器感知功能,指导患者避免接近和放射治疗,避免做扩胸运动,突然牵拉活动体位变动,防止电极移位,选择散步、门球、慢跑等运动为好,若发生心悸、胸闷、头晕、持续性呃逆、起搏器表面的皮肤持续性跳痛或肿胀、自测脉搏缓慢等,应立即就诊。

十一、肥厚型心肌病化学消融术

1. 什么是肥厚型梗阻性心肌病?有何症状

肥厚型梗阻性心肌病是指患者心室间隔不对称性增厚,导致

第1章 心血管病常用介入诊疗技术

左心室流出道严重梗阻,心脏射血显著减少,并出现一系列全身供血不足的临床症状。主要症状有活动后气短、头晕、乏力、胸痛,甚至晕厥,有些患者可发生心脏猝死。后期可出现心脏扩张,演变为扩张型心肌病。

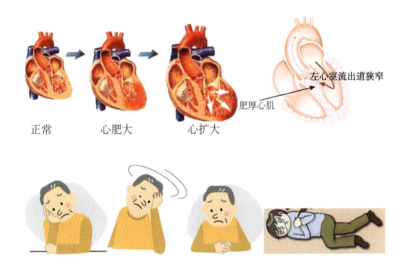

2. 哪些因素可以导致肥厚型梗阻性心肌病

引起该病的因素很多。最重要的是遗传因素,这部分患者的心肌肥厚常常是遗传基因异常所致,有些患者有家族史;后天因素最常见于长期高血压没有得到有效的控制。

3. 肥厚型梗阻性心肌病如何诊断

该病诊断比较容易。一是有相应的临床症状和体征;二是主要依靠心脏超声检查确诊。这些患者的心脏超声显示,心室间隔厚度>13mm,有的甚至达到近30mm;左心室流出道严重狭窄,其压力阶差明显增大,严重时可达到50~75mmHg或以上。

4. 肥厚型梗阻性心肌病如何治疗

(1)药物治疗:可以选用钙离子拮抗药、β受体阻滞药,伴有高血压者可选用血管紧张素转化酶抑制药、血管紧张素受体拮抗药等,但疗效有限。

(2)起搏器治疗:安装双腔永久性心脏起搏器可改善主观症状,但对远期疗效无明显益处。如果存在安装起搏器的其他理由,可考虑作为选择之一。

(3)外科手术:外科手术的方法就是切除肥厚的心肌组织,减少左心室流出道梗阻,减轻症状,但外科手术创伤大,并发症难以控制,有一定的死亡率,切除后心肌还可以继续生长。如果患者存在需要外科手术的其他情况如冠状动脉旁路移植术、瓣膜置换,也可考虑作为选择之一。

(4)化学消融:就是通过穿刺股动脉的方法将球囊导管送至肥厚心肌的供血血管(常为第一间隔支),在供血血管内缓慢注射一定量的无水乙醇,导致肥厚心肌部分坏死,肥厚心肌变薄、收缩力减弱,流出道梗阻减轻,达到治疗目的。该方法是目前最好、但依然不是最完美的治疗方法。其优点是疗效确切、成功率可达90%以上、创伤小、恢复相对快,住院7~10天即可出院,费用也不高。但也有发生某些并发症的风险如传导阻滞,有的甚至需要置入永久性心脏起搏器。国内已有约400例患者接受化学消融术,总体疗效不错。

(5)基因治疗:如果能够找到导致心肌肥厚的病理基因,并针对这些基因实施处理,效果应该不错。但这种方法离现实、离临床还很遥远。

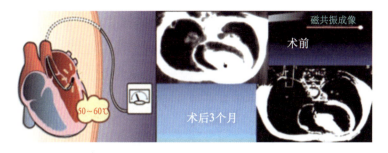

化学消融术治疗前后

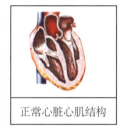

正常心脏心肌结构

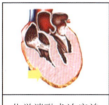

化学消融术治疗前

vs

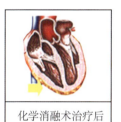

化学消融术治疗后

十二、先天性心脏病封堵术

1. 什么是先天性心脏病

先天性心脏病是胎儿时期心血管发育异常或障碍所造成的心血管畸形。最常见的先天性心脏畸形是室间隔缺损、房间隔缺损和动脉导管未闭。我国先天性心脏病的发病率为7‰~10‰，每年有15万~20万出生婴儿患有先天性心脏病。

2. 传统方法如何治疗先天性心脏病

先天性心脏病的传统治疗方法是外科开胸手术。手术时要开胸甚至切开心脏，对机体有很大的创伤，术后恢复期较长。手术切口会留下永久性瘢痕，对儿童的心理成长可能造成一定的影响；心脏上的切口还可导致反复发作的心动过速。

3. 导管介入封堵技术如何治疗先天性心脏病

心导管介入治疗先天性心脏病,是指在局部麻醉下(有时全身麻醉),在 X 线透视下,通过穿刺从股动脉或股静脉插入特殊的输送导管(约 2mm),直达心脏或血管内的病变部分,然后通过输送导管将封堵器送至病变部位后,在体外释放封堵器,使之定位并完全填充在病变缺损部位,阻塞异常血流。手术过程仅需 1~2 小时。近几年来,随着介入封堵技术发展迅速,技术成熟,导管介入封堵技术成为先天性心脏病的首选治疗方法。

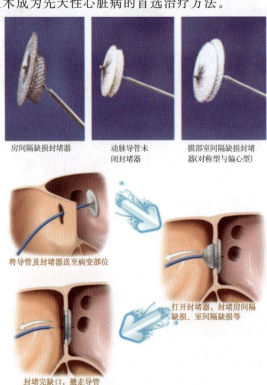

导管介入封堵技术治疗先天性心脏病的原理

4. 哪些先天性心脏病适合做介入封堵技术治疗

(1)房间隔缺损(包括卵圆孔未闭)、房间隔缺损开刀手术后残余漏。

(2)动脉导管未闭、动脉导管未闭开刀术后再通或残余漏。

(3)膜部与肌部室间隔缺损、室间隔缺损开刀手术后残余漏。

(4)肺动-静脉瘘、冠状动-静脉瘘等。

5. 介入封堵技术治疗先天性心脏病有哪些优点

(1)不开刀、创伤小、术中仅切开皮肤 2～3mm。由于创伤小,痛苦小,术后几天就能愈合,不留瘢痕;也无须打开胸腔,更不需切开心脏。

(2)出血少,不输血,从而避免了输血可能引起的不良反应。

(3)恢复快,术后 1 天可起床活动,3～5 天可出院。

(4)镍钛合金材料安全可靠。

(5)根治效果好,治疗费用与外科手术相差不大。

6. 先天性心脏病介入封堵术前准备

(1)常规检查:血常规、凝血四项及肝、肾功能。

(2)做好皮肤过敏试验(青霉素、普鲁卡因、碘过敏试验)。

(3)双侧腹股沟及会阴部区域备皮。

(4)练习在床上使用便器。

(5)术前 4 小时禁食、水,不禁药。

(6)术前 30 分钟肌内注射地西泮 10mg。

7. 先天性心脏病介入封堵术后注意事项

(1)术后入 CCU 病房,给予持续心电监护 24～48 小时,密切观察血压、心率、心律和各项生命体征的变化。必要时描记心电图。

（2）术后患者需卧床休息。穿刺处加压包扎24小时,沙袋加压止血6小时,穿刺侧肢体制动。为防止血栓形成,患者穿刺侧肢体定时做踝泵运动（踝泵运动是指通过踝关节的运动,像泵一样促进下肢血液循环和淋巴回流）,可分为屈伸和绕环两组动作：①屈伸动作：患者平卧或坐于床上,大腿放松,然后缓慢地尽最大角度地做踝关节跖屈动作,也就是向上勾起脚尖,让脚尖朝向自己,维持10秒左右；之后再向下做踝关节背伸动作,让脚尖向下,保持10秒左右。如此循环反复地屈伸踝关节,目的是让小腿肌肉能够持续收缩。②绕环动作就是踝关节的跖屈、内翻、背伸、外翻组合在一起的"环绕运动",分顺时针、逆时针两个方向,交替进行,对于增加股静脉血流峰速度要比单独进行踝关节屈伸运动练习效果更好。

（3）观察伤口局部有无渗血、红肿、疼痛等。保持伤口、敷料干燥,污染时应及时更换。留置血管鞘时,应注意鞘管周围有无渗血,若渗血明显时,应拔出鞘管。

（4）术后继续抗凝治疗者,应注意观察伤口和皮肤黏膜有无出血倾向,并随时监测出凝血时间和凝血酶原时间。将凝血时间调整或保持在大于正常对照比值的1.5～2.5倍。观察尿量、尿的颜色、大便颜色、血压、意识、瞳孔等的改变,尽量发现可能的出血并发症,早期争取有效的治疗措施。

（5）观察足背动脉搏动情况（因出现血栓首先为足背动脉搏动减弱或消失）,皮肤颜色及温度的变化,如发现动脉搏动消失、皮肤苍白、发凉或肢体肿胀时,多为肢体动脉栓塞,应通知医师及时应用血管扩张药,并应用溶栓、抗凝血药物等治疗。

（6）因术中应用碘类造影剂,体内蓄积时间长,会对肾有损害,故在术后给予补液1000～1500ml,加速造影剂代谢。

（7）做好心理护理,帮助患者消除焦虑、恐惧心理。树立战胜疾病的信心，对精神过度紧张者，还可适当应用镇静药。

（8）做好生理护理，满足患者的需要，为患者创造一个安静、舒适、整洁的休养环境。

（9）饮食：应以清淡、易消化、营养丰富、低盐低脂饮食。进食不可过饱，少量多餐，以免增加心脏负担。

（10）术后 24～48 小时可活动，应先在床上活动，无头晕、目眩等不适时，待体力恢复后可在病房内活动。

十三、二尖瓣狭窄球囊扩张术

1. 什么是二尖瓣狭窄球囊扩张术

单纯瓣膜狭窄，尤其是单纯二尖瓣狭窄者，应首先考虑经皮球囊成形术。由于经皮二尖瓣球囊成形术避免了开胸手术，对患者损伤小，术后恢复快。临床研究表明，经皮二尖瓣球囊成形术手术成功率在 95% 以上，绝大多数患者术后心功能可改善 1～2 级，目前已基本替代了传统的外科二尖瓣狭窄分离手术。

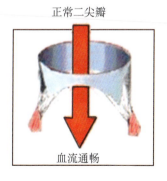
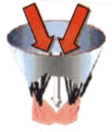

2. 适应证

（1）重度单纯二尖瓣狭窄，瓣膜无明显变形、弹性好、无严重钙化,瓣膜下结构无明显异常,左心房无血栓,瓣口面积≤1.5cm²,窦性心律。

(2)二尖瓣交界分离手术后再狭窄,心房颤动,二尖瓣钙化,合并轻度二尖瓣或主动脉瓣关闭不全,可作为相对适应证。

(3)二尖瓣狭窄伴重度肺动脉高压,手术治疗危险性很大者,不宜换瓣者,也可作为经皮二尖瓣球囊成形术的选择对象。

3. 禁忌证

风湿活动,有体循环栓塞史及严重心律失常、二尖瓣叶明显变形、瓣下结构严重异常、二尖瓣或主动脉瓣中度以上关闭不全、房间隔穿刺禁忌者。

4. 术前准备

(1)行相关的术前检查,包括血常规、凝血功能、血型、肝肾功能、电解质状况及感染指标等常规检查。另外,还有与本手术相关的特殊检查,包括红细胞沉降率、抗链球菌溶血素O试验等风湿活动指标,超声心动图、胸部X线拍片(正位加左侧位服钡剂),以及心电图检查。这些检查通常在入院前或入院后完成。对于有心房颤动或有过栓塞的患者,术前还要做经食管超声心动图检查以排除左心房血栓。

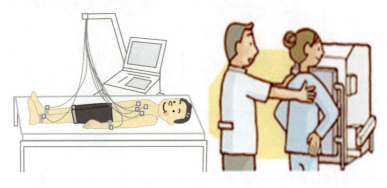

(2)术前准备

①局部备皮、抗生素皮肤过敏试验及标记穿刺动脉等;上述术前准备工作通常在术前12~24小时进行。

②术前标记心脏杂音最响亮的部位。

③术前医师必须得到患者及家属签署的进行介入治疗手术同意书,并向他们详细解释手术的必要性及可能的危险性,回答家属及患者提出的问题。

④对于有心房颤动但食管超声没有发现血栓的患者,应采用华法林抗凝治疗4~8周再行手术(这样做的目的是使那些超声看不到的小血栓溶化,以减少术中栓塞的危险)。在手术前2~3天停用华法林。

(3)患者的准备

①准备手术的患者术前应禁食4~10小时。通常,如果手术拟定于上午进行,则不吃早餐;手术如拟定于下午进行则不吃中餐,但应吃早餐。应当提出的是,进餐问题应根据手术的时间安排而定,具体应询问主管医师。

②保证良好的休息和睡眠。对于精神紧张的患者,可在术前一日的晚上使用镇静药。

③由于二尖瓣球囊扩张是经大腿上的血管进行,所以患者最好在术前1~2天练习床上大、小便。

④在手术之前(医师会告诉手术大概开始的时间),最好去卫生间进行大、小便,这样可减少术后的不方便。

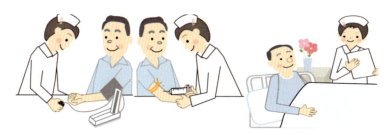

5. 操作方法

以顺行途径技术为例说明。采用 Seldinger 技术,经右股静脉穿刺插管,行右心导管检查,观察各部位血氧饱和度、肺动脉压、肺毛细血管楔压,以及测定心排血量,再行右心房造影,观察三尖瓣环、左心房及主动脉根部的相对解剖关系。穿刺股动脉,送入 5F 猪尾导管,测量主动脉、左心室压力及血氧饱和度,再做左心室造影,观察二尖瓣有无反流,然后将 5F 猪尾导管后退至降主动脉,作为监测血压用。经右股静脉送入 Brockenbrough 穿刺针,穿刺房间隔。穿刺成功后,用 14F 扩张器扩张股静脉穿刺孔和房间隔穿刺孔,然后经导丝送入球囊导管(Inoue 球囊导管系统),在荧屏连续监视下充胀球囊扩张二尖瓣口。扩张结束后,重复左、右心导管检查,观察扩张的效果。

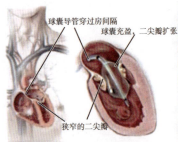
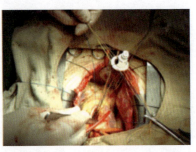

6. 优点

经皮二尖瓣球囊扩张术是治疗二尖瓣狭窄的主要方法,具有不开胸、创伤小、疗效可靠等优点。

7. 术后注意事项

(1)接诊患者,保持输液通畅,并嘱患者卧床 24 小时,穿刺部位加压包扎,穿刺点给予沙袋压迫 6 小时,穿刺侧肢体制动 12 小时。绝对卧床 24 小时,取平卧位,对休息不佳的患者适量给予镇静药。

(2)术后严密监护,注意生命体征,患者回病房后立即测量生命体征,以后根据病情监测生命体征。

(3)注意观察足背动脉搏动情况,穿刺处有无血肿及出血。严格观察穿刺处有无渗血、渗液,保持穿刺部位的清洁无菌,渗血、渗液过多时,应报告医师,予以处理。

(4)嘱患者多喝水,以促进造影剂的排出。饮食护理:术后患者因活动受限,导致胃肠蠕动减弱,消化功能减低,故应加强饮食护理,患者宜用低脂、低胆固醇、清淡、易消化的膳食,少食多餐,避免刺激性酸、辣食物,以减少便秘和腹胀。

(5)术后患者体温一般均偏高,主要是导管对组织的刺激,引起组织损害所产生的组织致热原引起发热,其次是病原体引起的感染,由于病原体的代谢产物或其毒素作用于白细胞而释放出致热原,导致发热,若有高热应积极采取降温措施或按医嘱给予药物治疗,可应用抗生素预防继发感染。

(6)注意观察有无并发症,如心律失常、栓塞、心脏压塞、急性肺水肿、血肿或出血、感染等。

8. 术后疗效

判断二尖瓣球囊扩张术临床成功的指标是:①心尖部舒张期杂音消失或明显减弱。心功能提高一级以上。②左心房平均压$\leqslant 11mmHg(1.5kPa)$,二尖瓣压差$\leqslant 18mmHg(2.4kPa)$。③心排血量增加,全肺阻力下降。④二尖瓣口面积$\geqslant 2cm^2$。⑤无重要并发症发生。二尖瓣球囊扩张术的技术成功率一般在 95%以上。

9. 出院指导

注意休息,劳逸结合,避免过重体力活动。但在心功能允许的情况下,可进行适量的轻体力活动或轻体力的工作。定期复查心脏彩超、心电图,预防感冒,每月肌内注射长效青霉素。

十四、肺动脉瓣球囊扩张术

1. 什么是肺动脉瓣狭窄

先天性肺动脉瓣疾病中,最常见的就是肺动脉瓣狭窄,可合并房间隔缺损、室间隔缺损或主动脉骑跨;可继发或伴发右心室漏斗部狭窄。肺动脉瓣狭窄时,跨瓣压力阶差可使右心室肥大,在严重狭窄时,其跨瓣压力阶差可高达 240mmHg(32kPa),狭窄愈重,右心衰竭的临床表现出现愈早。如合并先天性房间隔缺损,则右至左分流出现也较早。肺动脉瓣狭窄球囊扩张术是治疗肺动脉瓣狭窄的方法之一。

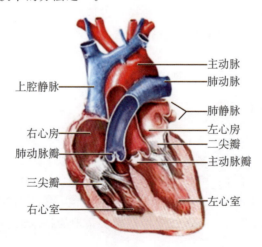

2. 治疗方法

先天性肺动脉狭窄以前的主要治疗方法是经右心室闭式手

术瓣膜分离或体外循环直视下手术瓣膜切开,而目前肺动脉瓣狭窄球囊扩张术及新近发展的血管内支架置入技术已成为目前治疗先天性心脏病肺动脉狭窄的重要方法之一。

3. 适应证

(1)绝对适应证:典型的先天性肺动脉狭窄,心排血量正常时肺动脉与右心室压力阶差≥50mmHg。

(2)相对适应证:典型的先天性肺动脉狭窄,心电图显示右心室增大,右心室造影示肺动脉扩张、射流征存在,压力阶差为35～50mmHg。

(3)重度肺动脉瓣狭窄患儿,主张尽早实施肺动脉瓣狭窄球囊扩张术。

(4)对于伴有右心室发育不良、右心功能不全,伴明显三尖瓣反流、重度肺动脉发育不良者,通常不宜选用肺动脉瓣狭窄球囊扩张术,而外科手术应作为首选。

4. 术后注意事项

术后患者一定要卧床休息。由于做肺动脉瓣狭窄球囊扩张术时仅穿刺股静脉,所以术后穿刺侧肢体应制动4～6小时,具体时间由医师根据每个患者的具体情况来确定。在卧床的前4～6小时,患者不能自己抬头,不能弯曲穿刺侧的肢体,也不能侧卧。如要大、小便,也应在床上进行。对于小儿患者,家长要特别注意制动患儿,以防穿刺部位出血。另外,对于全身麻醉的患儿,要注意让患儿的头侧置,以防呕吐时误吸。术后,由于较长时间的卧床及肢体制动,有些患者会觉得腰痛,此时可在腰背部垫软垫,必要时可肌内注射镇静药或镇痛药。

术后需要观察伤口局部有无出血。对于患儿,家长更要密切观察,如包扎的敷料渗血,应及时通知医护人员。此外,还要注意包扎侧肢体的颜色,以及有无明显发凉或疼痛等异常现象。

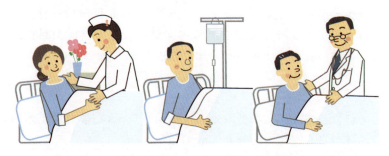

  术后回到病房,患者即可正常饮食,通常没有任何限制。有些患者因害怕术后大、小便不方便而不愿进食及饮水是错误的,殊不知,饥饿及脱水会造成更为严重的后果。需要注意的是,由于术后卧床不活动及术前长时间禁食,术后可能会出现腹胀、胃痛等情况。所以手术后不宜吃得过饱,不宜进食不易消化的食物,不宜喝奶制品或生冷食物;最好吃一些粥类或汤类的食物,待可下床活动后再正常进食。

  肺动脉瓣狭窄球囊扩张术后 6 个月复查超声心动图、心电图及心脏 X 线片。心电图恢复正常前避免重体力活动。

  术后一般静脉应用抗生素 3 天。对于术后发生流出道痉挛的患者,应注意血压、心率及右心衰竭情况,必要时应给予 β 受体阻滞药或钙离子拮抗药。

第2章

心血管病介入诊疗技术相关的检查项目

一、心 电 图

1. 什么是心电图检查

心电图是记录人体心脏电活动的一种检查方法。心脏在激动过程中能产生电势变化,这种电的变化可通过人体这个容积导体传到体表,如通过导联线把电势变化用心电图机将其放大并记录出波形,就是心电图。

心电图是一种快速、简便、无痛的检查。凡患者感到胸闷、心悸、头晕、眼花、心前区不适或疼痛等症状时都应做心电图检查。它可记录心脏节律和频率及电压的高低,用于诊断各种心律失常、心肌病变、心肌梗死及心肌缺血等,是心血管病最常用的检查手段。

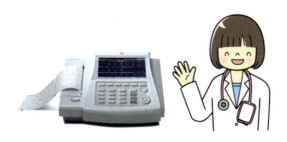

2. 如何连接心电图导联

心电图导联分为肢体导联和胸前导联。心电图机有红、黄、绿、黑4种颜色的夹子,做心电图时医师会分别用4种颜色的夹子夹在患者的右手、左手、左脚和右脚上。胸前导联还有红、黄、绿、褐、黑、紫6个小吸球放置在胸部,分别是$V_1 \sim V_6$ 6个导联。

胸前导联所在的位置

导联	位置	导联	位置
V_1	胸骨右缘第4肋间隙	V_2	胸骨左缘第4肋间隙
V_3	V_2导联与V_4导联的中点	V_4	左锁骨中线与第5肋间隙交点
V_5	V_4导联水平与腋前线交点	V_6	V_4导联水平与腋中线交点

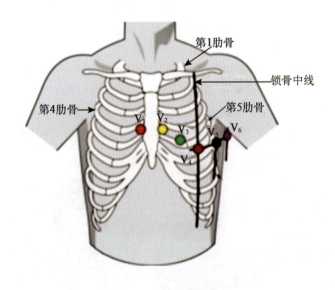

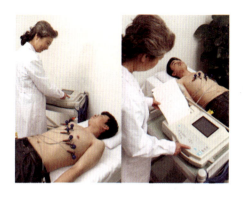

3. 心电图示例

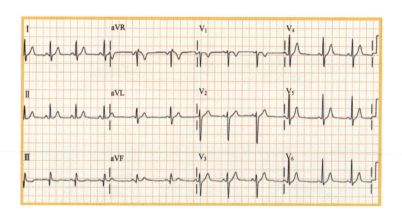

4. 心电图各波群有什么意义

心电图图形主要包括 P 波、PR 间期、QRS 波、ST 段、T 波、QT 间期,分别代表心脏收缩和舒张的不同阶段,其波形的宽窄、高低、频率、形态各有正常的范围。

心电图反映每次心脏搏动期间通过心脏的电流。心电图的

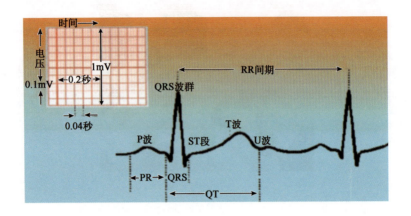

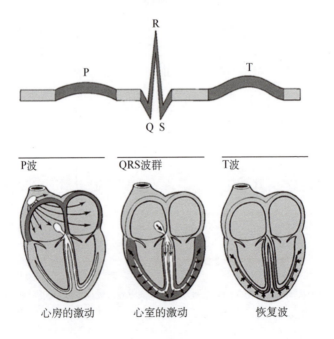

每一部分都用一个英文字母表示。每次心搏以来源于心脏的主要起搏点(窦房结)的脉冲开始。脉冲首先激动心脏的上部腔室(心房)。心房的激动用 P 波表示。随后脉冲向下激动心脏下部腔室(心室)。QRS 波群表示心室的激动。T 波表示除极恢复波,即电流沿相反的方向在心室内扩布产生的波形。正常的心率是窦性心律。

5. 常见的异常心电图诊断有哪些

当部分导联出现异常波形或数据超过正常范围的心电图为异常心电图。大多数怀疑有心脏病的患者都应做心电图检查。这种检查有助于医师鉴别很多心脏问题,包括异常心律、心肌缺血缺氧和心肌肥厚等。心电图也能显示心肌变薄或缺失,如心肌梗死,因为这时的心肌被其他组织所代替。在心电图上可以表现出各种各样的异常。最容易理解的是心搏节律异常:过快、过慢或不齐。通过阅读心电图,医师通常能确定异常心率的位置,并进而了解它的来源。

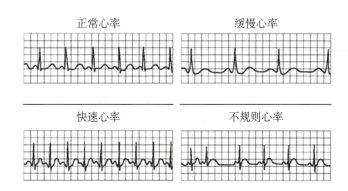

(1)右心房肥大:常见于肺源性心脏病、肺动脉高压。心房肥大,分为左、右心房肥大或双心房肥大,心电图特点为 P 波异常,多见于慢性肺源性心脏病、风湿性二尖瓣狭窄或各种病因所致心

房肌增厚、房腔扩大。右心房肥大心电图表现为 P 波高尖。

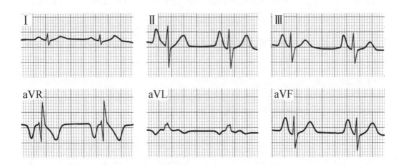

(2) 左心房肥大：常见于风湿性心脏瓣膜病二尖瓣狭窄。左心房肥大心电图表现为 P 波增宽且常呈双峰型。

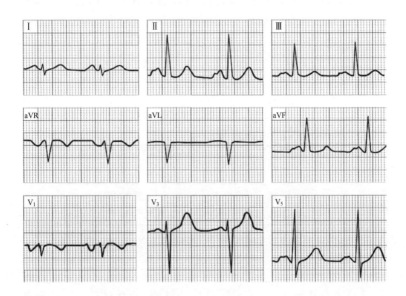

(3) 左心室肥大：QRS 波群高电压。

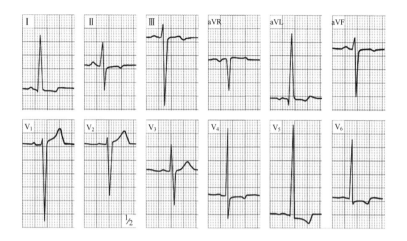

(4)心肌缺血:心电图特点为 ST 段和 T 波异常,见于慢性冠状动脉供血不足、心绞痛发作等。

(5)心肌梗死:分为急性期和陈旧期,急性心肌梗死的心电图特点为 QRS 波、ST 段和 T 波显著改变。陈旧性心肌梗死的 ST 段和 T 波多恢复正常,仅遗留坏死性 Q 波。

(6)心律失常:正常人的心律为窦性心律,节律均衡,频率为每分钟 60～100 次。如果心脏激动的起源窦房结或传导系统出现异常,就发生心律失常。

(7)窦性心律失常:窦性心率每分钟超过 100 次为窦性心动过速,常见于运动或精神紧张、发热、甲状腺功能亢进症、贫血和心肌炎等。窦性心率每分钟低于 60 次为窦性心动过缓,常见于甲状腺功能减退症、颅内高压、老年人、运动员等。

(8)期前收缩:是指先于正常心动周期出现的心脏搏动,之后常出现长间歇称为代偿间歇,期前收缩分为房性期前收缩、交界性期前收缩和室性期前收缩 3 种。心电图表现为 P 波、QRS 波、ST 段和 T 波改变,有完全性或不完全性代偿间歇。偶发的期前收缩可见于正常人,但频发的室性期前收缩或形成二联律、三联律多见于多种心脏疾病。

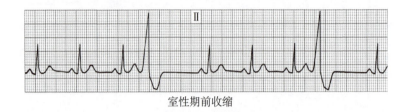

室性期前收缩

(9)扑动与颤动:分为心房和心室两大类。心房扑动与心房颤动为频率在每分钟250～600次的异位节律,P波消失,代之以异常的"F"波。多见于老年心脏退行性改变、高血压病、冠状动脉粥样硬化性心脏病、肺源性心脏病、甲状腺功能亢进症等。心室扑动与心室颤动属恶性心律失常,患者有生命危险,必须争分夺秒地抢救。

6. 心电图检查时应注意哪些问题

(1)心电图属无创性检查,对人体无任何伤害。有些人做心电图时看到医师要在患者的胸前、足踝上、手腕处接上花花绿绿的电线,非常害怕,生怕会触电,实际上这些电线只是把心脏的生物电"引出来",不会向人体输入什么东西,就像拍照只是把人体的形象如实地记录下来那样,所以不要有恐惧感。

(2)检查前,被检查者应安静休息3～5分钟,保持心情平静。为了能更准确地分析心电图结果,做到基线平稳,请被检查者在平静后再检查(除外需运动后的心电图检查)。

(3)检查时,被检查者应按医务人员的要求平静仰卧在检查床上,四肢放松,呼吸平稳。露出四肢末端和前胸皮肤,以利于心电电极安放。

(4)描记心电图过程中肢体不要活动,咳嗽、转头、翻身等动作也应尽量避免。否则容易产生伪波,干扰心电图的分析。

(5)女性应尽量避免穿连衣裙。

(6)被检查者应关闭随身携带的手机,以避免干扰,影响检查的准确性。

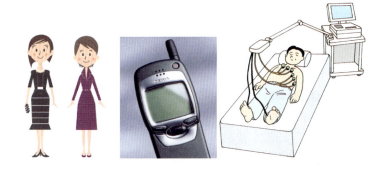

(7)正在服用洋地黄、钾盐、钙盐和抗心律失常药物的患者要提前告诉医师。

(8)检查完毕可坐起,如是急性心肌梗死患者,须平卧,禁止活动,立即住院治疗。如患者有头晕等不适,可稍待休息。

7. 心电图检查时还需要注意哪些事项

(1)心电图检查和其他检查方法一样,也不是万能的,有些结果仅作参考。因为它仅是在体表记录心脏的电活动,正如用望远镜眺望远处景色一样,不一定都看得十分清楚。譬如,左、右心室增大时,由于相反方向的两股电流可以相互抵消,这时记录到的心电图反而可能是"正常"的。

(2)有些心电图诊断虽属异常,但未必有临床心脏器质性病变。

总之,心电图检查是心脏检查中最普遍、最安全的检查方法,心电图曲线的变化可对各类心脏疾病的诊断、疗效评价、预后评估提供重要的参考依据。

二、X 线胸片

1. 什么是 X 线胸片

X 线胸片就是胸部的 X 线片。X 线胸片检查较 X 线胸部透视影像清晰、对比度较好,适于细微病变和厚密部位的观察,能留有永久性记录。

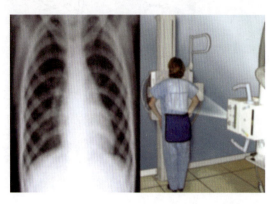

X 线胸片是胸部各种组织结构的前后重叠影像,包括骨骼、肌肉、皮下软组织、皮下脂肪、心脏、膈肌及肺内的血管、气体等。各部分由于密度及厚度的不同,透过的 X 线的多少也不同,所以在 X 线胸片上的影像表现就不同。

2. 正常 X 线胸片的结果描述

胸廓对称,气管居中,所见骨质结构完整,两肺纹理清晰,未见实质性病变,心脏大小、形态无异常,膈面光滑,两侧肋膈角锐利。两肺未见明显实质性病变。

3. 肺纹理

肺纹理是 X 线诊断术语,表现为从肺门向肺门外围延伸的放射状条纹阴影,随着逐级分支,纹理逐渐变细。肺纹理重、增多、紊乱等是 X 线的一个征象,既可能是心肺疾病造成的,也可能是正常生理性的。一般说来,孤立地报告肺纹理异常,临床价值不大。只有认真分析肺纹理增多的性质,并与其他 X 线表现和临床情况及技术条件结合起来综合考虑,才能得出正确的结论。

4. 钙化灶

一般来说,钙化灶是结核或其他炎症痊愈后遗留的病灶,这种情况下的钙化就意味着病变已经是陈旧性的了,就好比皮肤创伤愈合以后留下瘢痕一样。

如 X 线胸片报告絮状影、条索状影、结节、团状影等,提示肺部有病变,应尽快到医院就诊复查,以免延误病情。

5. 如何看 X 线胸片

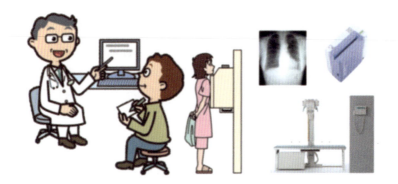

一般情况下,高密度组织在 X 线胸片上显示为白色,像心脏、血管,由于厚度不同,显示为不同程度的白色影像。而密度较低的组织,由于穿过 X 线量较多,则显示为灰色或黑色的影像。肺内充满了大量空气,因为气体密度低,穿过 X 线量多,所以在 X 线胸片上显示为黑色影像。

当我们拿到一张正常 X 线胸片时,看到的位于 X 线胸片上部、左右对称、略显"∽"形的白色阴影就是锁骨。肩胛骨显示为两个外上部的三角形白色阴影。

X 线胸片上两边对称的大片黑色,这就是肺,是人体进行气体交换的地方。

两肺内的血管、淋巴管、支气管、神经等组织结构均显示为自两肺门(两肺内缘中部)向上、下、外均匀分布的树枝状白色阴影,称之为肺纹理,其中右下肺纹理的分布较密集。

在两肺之间夹着上窄下宽、下端左右缘呈圆弧形的一大片白色影像,这就是心脏,医学上通常把这一带叫作纵隔。

分布在两肺前后的一条条白色部分,就是支撑胸廓、保护肺的骨性结构——肋骨,左、右肋骨对称地由内上斜向外下,继而由外上斜向前下。如果发现有骨质断裂的线状影,同时合并外伤史,首先应该考虑有肋骨骨折。

肋骨水平向下移行时,由黑转白处被称之横膈,位于膈肌与侧胸壁之间形成的夹角称为肋膈角,其边缘光滑、锐利,一旦变钝或消失时,则考虑有胸膜炎、胸腔积液。

X 线胸片正中显示的与两侧的肋骨相连的扁长方形的白色阴影是胸部椎体,椎体之间是密度稍低的椎间隙。胸廓外的软组织显示为灰白色阴影,其中位于皮下的脂肪组织显示为皮下的条状灰黑色低密度影。

两侧胸大肌显示为重叠于两肺外上部的对称的扇形灰白色软组织阴影。

女性乳房显示为重叠于两肺下部的下缘清楚、上缘模糊的圆弧形软组织灰白色阴影。

当 X 线胸片检查报告为:胸廓对称,两侧肋骨、肋间隙正常;两肺纹理清晰,未见明显实质性浸润;两侧肺门和纵隔影未见明显异常;心脏大小、形态在正常范围;膈肌平滑,双侧肋膈角锐利,则说明胸部检查正常。

6. X 线胸片检查方法

(1)检查前指导

①请了解 X 线透视的目的和要求,检查方法和投照位置。

②询问病史,如为心脏病患者,应询问心电图、心脏 B 超等情况。

③请脱去外衣,取出衣袋内的硬币、钥匙等金属物品,清除受检部位的膏药等,以免造成伪影,引起误诊。

④对复查 X 线片的患者,了解其治疗用药情况。

⑤急症患者随到随照,以免延误病情。

⑥对严重外伤、大出血及休克患者,应首先进行急救处理,待病情稍稳定后,由医护人员陪同检查,以免发生病情骤变。

(2)检查中指导

①采取正确体位,胸部检查时一般正位即可,但有时需加照侧位、斜位 X 线片。

②请正确吸气和屏气,以免影响结果。

③检查过程中如有不适,请及时告诉工作人员。

(3)检查后指导

①X 线透视检查当时有结果,X 线片急症患者半小时内出报告,一般摄片后 2 小时有结果。特殊检查和疑难病例 24 小时发报告。

②X 线透视时,人体接受的 X 线量较大,应尽量避免不必要的检查或短期内重复检查,特别是婴幼儿和孕妇。

③摄 X 线片时,人体接受的 X 线量相对较少,并且所摄 X 线片可以在复查时进行对比。

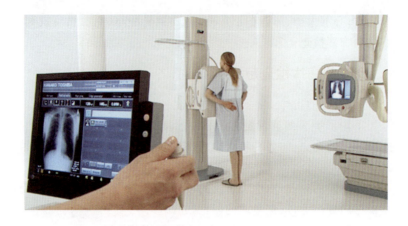

7. X线胸片与X线胸部透视比较的优点

(1)受检部位的影像永久性地保留在胶片上,可供分析、讨论及复查对照。

(2)可作为科研资料保存。

(3)X线胸片可显示微细结构,如2mm以上的早期病灶较X线透视清晰。

(4)X线胸片能够检查人体较厚的部位,并使患者接受的X线量较少。

8. X线胸片检查的优点、缺点及注意事项

(1)优点:X线胸片能清晰地记录肺部的大体病变,如肺部炎症、肿块、结核等。X线胸片利用人体组织的不同密度可观察到厚度和密度差别较小部位的病变。相比X线胸部透视,X线胸片显像更清楚,能发现细微的病变;影像资料的客观记录有利于疾病诊治的复查对比;患者接受X线透视的射线剂量也相对更大。

(2)缺点:过频辐射对人体有害已是不争的事实,而X线对人类健康则是一把双刃剑。据国际放射防护委员会制定的标准,辐射总危险度为0.0165/Sv(希沃特),而X线片拍摄不到半秒时

第2章 心血管病介入诊疗技术相关的检查项目

间,曝光率约为 0.045mSv/s(1Sv=1000mSv),对人群的健康危险非常有限。但是,人体的性腺、晶状体、乳腺和甲状腺对射线特别敏感,过于频繁的检查并没有益处。

(3)注意事项:①特殊人群包括婴幼儿、孕妇(尤其怀孕初期3个月内),应谨慎行X线检查,做好必要的防护。②除检查者外,其他人员不宜在检查室内久留。③检查者胸部口袋内勿放硬币、手机;颈部除去项链等饰品;女性患者脱去带金属托的胸罩及有金属扣的衣裙。④复诊时带好最近的影像资料,便于医师结合病情诊治。

三、心脏超声检查

1. 什么是心脏超声检查

心脏超声检查,是用超声波显示心脏、血管结构的一种检查方法。包括M型超声心动图、二维超声心动图、多普勒超声心动图、彩色多普勒血流显像、造影超声心动图。

心脏超声检查可以在人体上直接清晰观测心脏各腔室、心肌厚度、瓣膜形态和活动、血液流动及心脏的功能,已成为心脏科不可缺少的检查手段。这项检查可以帮助医师及时发现多种心脏病变。并且这种检查安全、易行、无创伤、无痛苦,诊断准确率高,价格相对便宜,检查结果迅速、及时,可反复多次检查,对多种心脏病的诊断都有帮助。

2. 什么时候应该做心脏超声检查

心脏超声检查用于各种先天性、继发性心脏病患者的诊断、治疗及术前检查和术后追踪,风湿性心脏病患者的术前检查及术后追踪,心脏听诊有杂音者,心肌炎、高血压、冠状动脉粥样硬化性心脏病、肿瘤、心功能不全、感染性心内膜炎、心肌病、心包膜疾病等患者都可以考虑做心脏超声检查。

3. 正常心脏解剖

(1)正常心脏位置:心脏位于胸腔下纵隔的中纵隔内,正面观心脏约 2/3 位于身体正中线的左侧,1/3 在正中线的右侧。前方大部分被肺和胸膜遮盖,后方有食管、气管、胸主动脉等。上方有主动脉、肺动脉及上腔静脉的出入口,下方有下腔静脉入口。

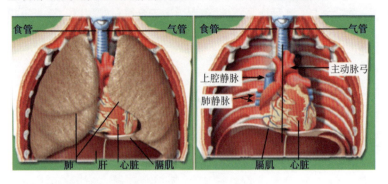

(2)心脏的内部结构

四个腔:左心室、左心房、右心室、右心房。

两个隔:室间隔、房间隔。

两条大动脉:主动脉、肺动脉。

四组瓣膜:二尖瓣、三尖瓣、主动脉瓣、肺动脉瓣。

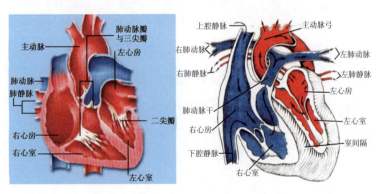

(3)心脏血液循环

①体循环:即大循环,心室收缩,含氧多的血液经主动脉及其各级分支→全身各部的毛细血管→静脉→上、下腔静脉→右心房。

②肺循环:即小循环,体循环回右心房的血液→右心室→肺动脉→在肺内毛细血管网→肺静脉→左心房→左心室。

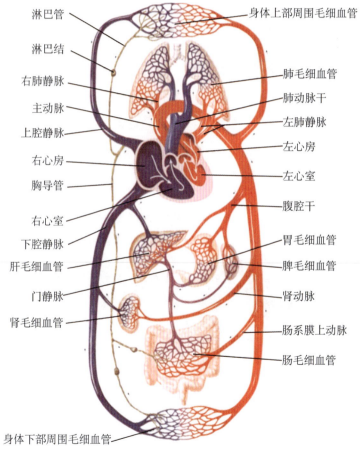

人体血液循环

4. 心脏超声检查前要做哪些准备

患者接受检查前要稍休息并静坐 10 分钟,可以进食,任何时间段均可检查。

5. 正常心脏超声切面图

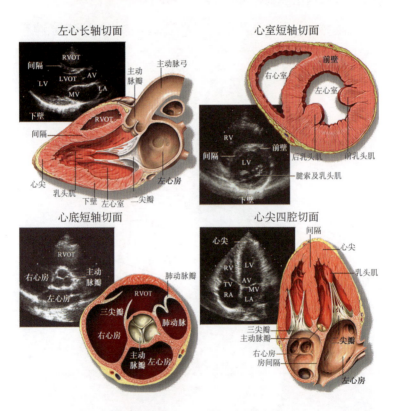

LA. 左心房;RA. 右心房;LV. 左心室;RV. 右心室;TV. 三尖瓣;MV. 二尖瓣;AV. 主动脉瓣;RVOT. 右心室流出道;LVOT. 左心室流出道

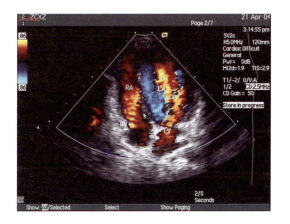

6. 心脏超声检查正常值

心脏超声检查其最突出的特点,就是通过灵活的操作手法、多方位、多角度地实时动态扫查,观察分析心脏多个切面上的具体形态结构情况。对于每一个患者来说,其首要目的是明确心血管系统在形态结构上有无异常改变;其次是明确有无异常的血流动力学改变;最后是观察心脏局部或整体运动情况及心功能测定。

左心房内径(LA),正常值<35mm;左心室内径(LV),正常值<55mm;室间隔厚度(IVS),正常值<12mm;左心室后壁厚度(LVPW),正常值<12mm。

(1)二尖瓣狭窄:①最轻度,瓣口面积≤2.5cm^2;②轻度,瓣口面积2.0~2.4cm^2;③轻-中度,瓣口面积1.5~1.9cm^2;④中度,瓣口面积1.0~1.4cm^2;⑤重度,瓣口面积0.6~1.0cm^2;⑥最重度,瓣口面积<0.5cm^2。

(2)主动脉瓣狭窄:①轻度,瓣口面积1.1~1.6cm^2,压差20~50mmHg;②中度,瓣口面积0.75~1.0cm^2,压差20~

50mmHg；③重度，瓣口面积＜0.75cm²，压差 50～150mmHg。

(3) 肺动脉高压：①正常，15～30mmHg；②轻度，30～50mmHg；③中度，50～70mmHg；④重度，＞70mmHg。

(4) 左心室功能：①正常，＞50%；②轻度降低，40%～50%；③中度降低，30%～40%；④重度降低，＜30%。

四、动态心电图

1. 什么是动态心电图

动态心电图是一种可以长时间连续记录并编集分析人体心脏在活动和安静状态下心电图变化的方法。此技术于 1947 年由 Holter 首先应用于监测心脏电活动的研究，所以又称 Holter 监测心电图仪，俗称"背盒子"。目前已成为临床心血管领域中非创伤性检查的重要方法之一。与普通心电图相比，动态心电图于 24 小时内可连续记录多达 10 万次左右的心电信号，这样可以提高对非持续性心律失常，尤其是对一过性心律失常及短暂的心肌缺血发作的检出率，因此扩大了心电图临床运用的范围。

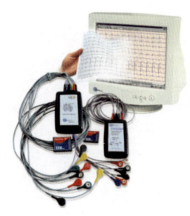

2. 动态心电图的原理

动态心电图可在患者日常生活状态下连续24小时或更长时间记录两个导联或多个导联心电信号,借助计算机进行分析处理,以记录并发现在常规体表心电图检查时不易发现的且日常活动时可能发生的心电改变,发现各类心律失常及ST段异常改变等,为临床诊断和治疗提供重要依据。

3. 动态心电图的检查方法

(1)预约:提前一天到动态心电图室预约,动态心电图室的医师了解和记录临床资料,如患者的年龄、性别、病案号等一般情况。

(2)皮肤处理及电极安置:用75%乙醇棉球涂擦电极安置部位的皮肤,并用小砂皮纸轻磨皮面,以清洁皮肤,降低皮肤电阻。电极贴在前胸皮肤上经导线与记录仪相连,如果皮肤较湿,电极与皮肤的接触不良;甚至造成电极脱落。因此,检查日被检测者不能洗澡,避免出汗。

(3)记录时间:一般需记录24小时,根据病情需要可延长为48~72小时。

(4)患者日记:记录日常活动情况及时间,出现症状时应详细记录症状及其起始、结束时间,供医师在分析心电图时参考。如果不做日记或者记录过于简单,医师分析时难以准确地将心电图的表现与症状、活动情况对应起来,影响最后的诊断。进行动态心电图检测时,被检测者应当保持正常的生活习惯。有些患者在检查时,往往怕记录受到干扰而躺在床上或很少活动。这对怀疑有冠状动脉粥样硬化性心脏病的患者,尤其是劳力性心绞痛患者的诊断不利。此类患者应当适当活动,甚至较多地活动,以诱发症状的发作,以便观察运动量与心肌缺血、心律失常的关系,达到诊断的目的。住院患者可慢步、上下楼等,不过病情严重者应遵循医嘱。运动时尽可能保持上身不动,以免牵动贴在胸部的电极和电线,影响心电图的记录质量。

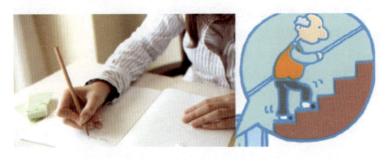

4. 动态心电图检查注意事项

(1)远离强力电源、放射线和磁场。

(2)在检查期间不要做CT、磁共振成像、B超、脑电图、肌电图检查。

(3)患者不要擅自玩弄随身携带的记录仪。

5. 动态心电图结果判断与临床意义

(1)心律失常:动态心电图可捕捉各种心律失常,包括快速性或缓慢性,例如室上性期前收缩、室性期前收缩,各种心动过速或颤动,各种传导阻滞或停搏等,并与发作时的自觉症状对照;对心律失常危险性进行评估;评价药物、介入手术或外科手术等治疗对心律失常的疗效。

(2)心肌缺血:辅助诊断心肌缺血,特别是对于无症状性心肌缺血的诊断更有意义;指导合理选择抗心肌缺血药物、服药时间和调整药物剂量;对心肌缺血的危险性进行评估。

(3)发现猝死的潜在危险因素:心脏猝死最常见的原因是室性心动过速或心室颤动,发生前常有心电活动不稳的室性心律失常,它仅能依靠动态心电图才易发现其发生规律。对有可能发生猝死的二尖瓣脱垂、肥厚型或扩张型心肌病、QT 延长综合征患者,动态心电图可及时并比较全面地发现猝死危险因素,有助于及时采取有力治疗措施。

(4)协助判断间歇出现的症状:如胸闷、心悸、眩晕、黑矇或晕厥是否是心源性的。

(5)评价心脏病患者日常生活能力:以便对心脏病患者的日常活动、运动方式、运动量或情绪活动等进行指导,并给予适当的预防性治疗。

(6)起搏器功能评定:可监测患者在活动或休息时的起搏心电图变化,了解起搏器的脉冲发放与感知功能,获得起搏器工作状况、故障情况及心律失常的翔实信息,提供处理依据。也适用于近年来许多高智能心脏起搏器,如双腔起搏器、频率应答起搏器和埋藏式自动起搏除颤器等的功能评估。

(7)实时 12 导联 QT 分析:动态描述 24 小时 QT 离散度,从空间和时间角度上完整评估心室复极动态变化,以进一步分析某些病理机制。

五、动态血压监测

1. 什么是动态血压监测

动态血压监测(ABPM)是通过动态血压记录仪测定一个人昼夜 24 小时间断性定时测量日常生活状态下血压的一种检测技术。动态血压包括收缩压、舒张压、平均动脉压、心率以及它们的最高值和最低值等。ABPM 克服了诊室血压 24 小时内测量次数较少、观察误差和白大衣效应等局限性,能较客观地反映 24 小时血压的实际水平与波动状况。

2. 动态血压监测的主要用途有哪些

(1)高血压的诊断与评估。
(2)诊断白大衣性高血压。
(3)检测隐蔽性高血压。
(4)检查评估难治性高血压的原因。
(5)评估血压升高程度、血压晨峰、短时血压变异和昼夜节律,评估降压疗效。

3. 什么是"白大衣"高血压

许多患者在诊所或医院内偶测血压总是偏高,但动态血压监测时血压正常,这就是所谓"白大衣"高血压,也称诊所高血压。约占轻型高血压的1/5。动态血压监测有助于识别出"白大衣"高血压。

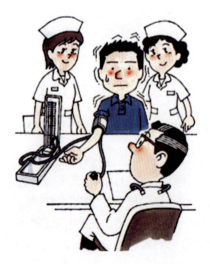

4. 何谓"隐蔽性高血压"

隐蔽性高血压即一般情况下血压正常,而对日常生活中的应激状况或运动有较强的升压反应,约占所谓正常血压者的15%。多见于男性、老年人、糖尿病、代谢综合征、诊室血压为正常高值者。

清晨高血压也是隐蔽性高血压的一种表现,清晨高血压是指诊室血压不高,但清晨时段血压升高。据初步研究,隐蔽性高血压患者已经有明显靶器官损害,微量白蛋白尿和左心室肥厚的发生率较高。

隐蔽性高血压患者有很高的心血管危险,甚至高于已知的高血压患者,因为不知晓而未实施降压治疗。如果患者有难以解释的明显靶器官损害,例如鼻出血、眼底出血、心力衰竭,应高度怀疑隐蔽性高血压。诊断主要依靠动态血压监测。对隐蔽性高血压患者,应该积极实施降血压治疗,并尽可能逆转靶器官损害。

5. 患者佩戴动态血压监测记录仪注意事项

(1)佩戴期间不能洗澡或自行摘下袖带。

(2)上肢不可做剧烈活动,如打球、跳舞、伸展运动等。

(3)佩戴上记录仪后,严禁进入高磁场区域,以免影响正常测试。

(4)自动测量血压时,佩戴袖带的上臂要尽量保持静止状态。

(5)袖带位置移动或松脱可导致较大的数据误差或测不出血压。测试过程中记录仪如不能正常工作,受试者随时与医务人员联系,排除故障。

(6)药物研究前后要用同一上臂佩戴动态血压监测记录仪。

(7)部分数据因可信度较差,分析时应该舍弃。一般采用下述舍弃标准:收缩压>260mmHg或<70mmHg;舒张压

＞150mmHg或＜40mmHg；脉压＞150mmHg 或＜20 mmHg。有效的血压读数次数应该达到监测次数的80%以上，每小时至少有1次血压读数，否则结果的可靠性与重复性较差。

6. 动态血压监测正常参照值

24小时血压平均值，＜130/80mmHg。

白昼血压平均值，＜135/85mmHg。

夜间血压平均值，＜120/70mmHg。

血压负荷＜10%。血压负荷是24小时内收缩压或舒张压超过正常(140/90mmHg)的百分率。

7. 常用的动态血压监测分析参数

目前最有价值和常用的指标是24小时、白天(清醒活动)和夜间(睡眠)的平均收缩压与舒张压水平，夜间血压下降百分率以及清晨时段血压升高幅度(晨峰)。24小时、白天与夜间的血压平均值反映不同阶段血压的总体水平。

夜间血压下降百分率：(白天平均值－夜间平均值)/白天平均值(×100%)。10%～20%，勺型；＜20%，非勺型；＞20%，超勺型；＜0，反勺型。收缩压与舒张压不一致时，采用收缩压。

降压效应谷峰比值(T/P)和服药后18～24小时平均收缩压与舒张压降压幅度是评价24小时持续降压能力的主要指标。平滑指数能综合评价24小时平稳降压的程度。

8. 如何指导降压和评价药物疗效

(1)降压疗效：要观察指标除随测血压外，应了解24小时血压平均值、最高与最低血压值及等张运动与等长运动时的血压值。

(2)通过动态血压监测发现某些顽固性高血压收缩压大幅度波动，可以通过减慢心率来控制血压。

(3) 根据动态血压监测提示的血压高峰与低谷时间，选择作用时间长短不一的降血压药，可能更有效地控制血压，减少药物的不良反应。

(4) 参照血压昼夜节律选择降血压药物，昼夜节律消失者应设法使正常的血压昼夜节律恢复，有助于预防并发症的发生。

9. 如何经动态血压监测鉴别原发性高血压与继发性高血压

原发性高血压患者的血压与正常人的血压一样具有相似的昼夜节律，98.5%的原发性高血压患者夜间血压下降＞15mmHg，而66%的继发性高血压患者无明显的昼夜节律变化。嗜铬细胞瘤患者与原发性高血压患者的血压昼夜节律差异最大，血压夜间升高明显；糖尿病、肾病、原发性醛固酮增多症及肾移植术后高血压与原发性高血压昼夜节律差异也很明显。因此，动态血压监测可为原发性高血压与继发性高血压的鉴别诊断提供依据。

10. 动态血压监测有何优点和缺点

(1) 优点：①无观察误差和读数选择偏差；②有较多血压读数，可获得24小时、白天、夜间和每小时的血压均值，24小时血压均值有较好重复性；③无白大衣效应；④无安慰剂效应，可评估长时间血压变异；⑤可评估昼夜血压节律；⑥可评估降压治疗后24小时血压控制状况。

(2) 缺点：①每次测得的血压读数可能欠准确，尤其在活动时；②睡眠质量影响夜间血压读数；③每小时血压均值的重复性较差；④需要更多与预后关系的证据，需要降压治疗循证证据；⑤费用较高，很难长期频繁使用。

11. 动态血压监测注意事项

(1) 袖带束缚松紧合适,避免上肢大幅度运动导致袖带移位或松脱而使测量数据发生误差,教会患者定时检查调整。

(2) 睡眠中注意上臂位置,避免躯干受压。

(3) 监测当天佩戴袖带的肢体应避免抽血等损伤,以免发生淤血或感染。

(4) 尽量保持日常工作、生活,记录监测日志。

12. 动态血压监测结果判断

动态血压监测结果包括血压水平、血压变异性和血压昼夜节律。

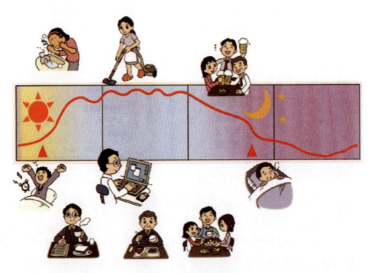

(1) 血压水平:正常状态下,白天血压均值＞24小时血压均值＞夜间血压均值。正常参考值为白天血压均值＜135/85mmHg,24小时血压均值＜130/80mmHg,夜间血压均值＜125/75mmHg。

(2) 血压变异性：指一定时间内血压波动程度的指标，包括短时(30分钟)血压变异性和长时(24小时)血压变异性。

(3) 血压昼夜节律：正常血压呈明显的昼夜波动，夜间 2:00～3:00 为最低谷，清晨 6:00～8:00 及午后 4:00～6:00 达两个高峰，之后渐降至低谷，曲线如长柄勺。如夜间血压下降率＜10％为节律异常，称为非勺型。

六、运动试验

1. 什么是心电图运动试验

运动试验是一种心脏负荷试验，可用来评价心脏的功能状态。对于许多冠状动脉粥样硬化性心脏病患者，静息状态的心肌耗氧量较少，冠状动脉血流量尚能满足心肌对氧的需要，暂无心肌缺血心绞痛发生。运动试验即是通过运动，使心肌耗氧增加，超过冠状动脉供血能力而诱发心肌缺血表现，帮助临床对心肌缺血作出诊断。目前常采用踏车及活动平板运动试验。活动平板运动试验的优点是运动中便可观察心电图和血压的变化，运动量可按预计目标逐步增加。运动试验对缺血性心脏病有重要的应用价值。

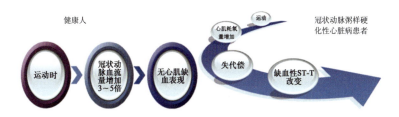

2. 什么是活动平板运动试验

受试者在带有能自动调节坡度及转速的活动平板仪上行走，

按预先设计的运动方案,规定在一定的时间提高一定的坡度及速度。活动平板运动方案有多种,应根据患者体力及测试目的而定。健康个体多采用标准 Bruce 方案。老年人和冠状动脉粥样硬化性心脏病患者可采用改良 Bruce 方案。满意的运动方案应能维持 6~12 分钟的运动时间,方案应个体化。运动耐力以 METs 评价而非运动时间。活动平板在分级运动测验中是较好的运动形式,其达到最大耗氧能力比踏车运动时为大,且易达到预计最大心率,因而更符合生理性运动。

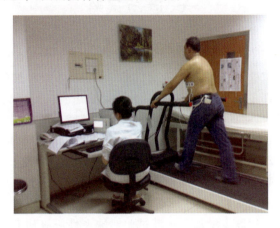

3. 心电图运动试验的主要适应证是什么

(1)诊断目的:①帮助诊断不明原因的胸痛;②早期检出高危患者中隐性冠状动脉粥样硬化性心脏病;③了解各种和运动有关的症状(如晕厥、心悸、胸闷)的原因;④了解运动引起的心律失常;⑤帮助检出无痛性缺血发作;⑥检出早期不稳定型高血压。

(2)评价目的:①了解冠状动脉粥样硬化性心脏病的预后,检出高危患者;②了解心肌梗死患者的预后;③了解冠状动脉粥样硬化性心脏病的药物治疗、介入治疗和外科治疗效果;④了解冠状动脉粥样硬化性心脏病缺血阈值,冠状动脉储备及心脏功能情况。

(3)研究目的:①评估抗心律失常药物;②了解各种心血管病变对运动的反应。

(4)康复治疗目的:①心肌梗死后运动处方的制订;②指导有心肌缺血的患者选择运动方式和运动量;③指导其他心血管患者的康复治疗。

4. 心电图运动试验的主要禁忌证是什么

(1)绝对禁忌证:①急性心肌梗死5天内;②药物治疗未控制的不稳定型心绞痛;③引起症状或引起血流动力学障碍的未控制的心律失常;④有症状的严重主动脉瓣狭窄;⑤未控制的有症状的心力衰竭;⑥急性肺栓塞;⑦急性心肌炎或心包炎;⑧急性主动脉夹层。

(2)相对禁忌证:①冠状动脉左主干狭窄;②中度狭窄的心脏瓣膜病;③电解质异常;④严重的高血压[收缩压＞200mmHg和(或)舒张压＞110mmHg];⑤肥厚型梗阻性心肌病及其他形式的流出道梗阻;⑥导致不能充分运动的身心障碍;⑦高度房室传导阻滞;⑧妊娠、贫血、甲状腺功能亢进症。

5. 平板运动检查前患者准备

(1)试验前禁食2小时以上,禁饮含咖啡因的饮料,禁烟酒。
(2)暂时停用β受体阻滞药48小时。
(3)放松、避免精神紧张。
(4)穿宽松舒适的棉质衣服。

6. 平板运动检查医师注意事项

(1)医师向患者做详细的解释工作,说明检查的目的、运动试验过程和安全性,但不排除意外事件发生的可能性。患者在检查中要消除紧张心理,听从医师的指导。医师会询问病史,了解患者有无胸痛等症状。

(2)由于患者进行平板运动试验的目的不同,所需准备亦不相同。①对未知冠状动脉粥样硬化性心脏病的患者,为了能够准确地诊断,必须停用抗心绞痛药物及洋地黄类制剂至少 3～4 个半衰期;②对已知冠状动脉粥样硬化性心脏病的患者,为了评价治疗效果及判断预后,不宜停用抗心绞痛药物,停用后会引起患者症状加重。

(3)医师会记录立位心电图及血压,以排除血管调节异常所致 ST 段压低的因素。

(4)运动中医师会密切观察患者的心电图及血压变化,出现胸痛、胸闷、头晕及体力不支等不适应时及时告知医师。医师根据病情决定是否终止检查。

7. 心电图运动试验的阳性标准是什么

(1)运动中出现典型心绞痛。

(2)运动中或运动后即刻心电图出现以 R 波为主的导联,ST 段水平或下斜型下降≥0.1mV,或原有 ST 段下降者,运动后在原有基础上再下降 0.1mV,并持续 2 分钟以上方逐渐恢复正常。

(3)收缩压下降≥10mmHg,运动峰值＜130mmHg 或较安静收缩压增加＜20mmHg(女)、＜30mmHg(男)。

(4)诱发室性心动过速。

运动前

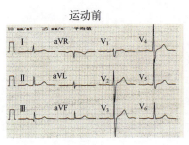

运动后

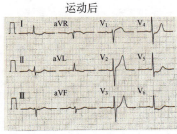

8. 心电图运动试验的阴性指标是什么

运动已达预计心率,心电图无 ST 段下降或 ST 段下降较运动前小于 0.1mV。

9. 心电图运动试验出现假阳性结果的原因是什么

凡能引起 ST 段降低的其他的非冠状动脉粥样硬化性心脏病原因均可造成心电图运动试验假阳性。在心绞痛症状不典型的冠状动脉粥样硬化性心脏病低危人群(如绝经期前女性)应注意心电图运动试验的假阳性。

10. 心电图运动试验出现假阴性结果的原因是什么

(1)抗心绞痛药物的使用,如 β 受体阻滞药、钙拮抗药、硝酸酯类药物。

(2)陈旧性心肌梗死或仅有单支冠状动脉血管病变者;运动量不足;心率反常增快,但并非心肌缺血所致者。

(3)有明确典型心绞痛症状或冠状动脉粥样硬化性心脏病高危人群中应注意运动试验的假阴性。

11. 引起 ST 段下降的其他的非冠状动脉粥样硬化性心脏病的原因有哪些

严重的主动脉瓣狭窄,突然或持续的严重高血压,心肌病,贫血,缺氧,糖负荷(如饱餐、口服或注射葡萄糖),左心室肥厚,过度通气,二尖瓣脱垂,室内传导障碍,预激综合征,过重的容量负荷如主动脉或二尖瓣反流,室上性心动过速,洋地黄、奎尼丁等药物(需停药数周后方可消除影响),电解质紊乱如低血钾,体位变化(一般卧位较立位 ST 段降低深,累及的导联数多)。

12. 心电图运动试验时 ST 段抬高的意义是什么

ST 段抬高出现于有心肌梗死病史并遗留病理性 Q 波的导联或无病理性 Q 波的导联时,其意义不同。

运动诱发 ST 段抬高多见于有 Q 波的 V_1、V_2 导联。运动诱发心肌梗死后有 Q 波的导联的 ST 段抬高是由于局部心肌运动障碍或室壁瘤形成。

有 Q 波导联,在运动试验中诱发出现 ST 段抬高者较未出现 ST 段抬高者射血分数低。无病理性 Q 波导联出现,ST 段抬高,提示病变可能位于血管近端或由于冠状动脉痉挛引起。严重透壁的心肌缺血也表现为 ST 段抬高,并可由此估计出缺血的部位,而 ST 段压低估计缺血部位不可靠。运动诱发 ST 段抬高者更易发生室性心律失常。

13. 哪些指标提示多支冠状动脉病变

(1)症状限制性运动试验运动耐量＜6METs。

(2)运动高峰收缩压不能达到≥120mmHg 或收缩压下降≥10mmHg 或低于静息水平。

(3)ST 段压低≥2mmHg;下斜型 ST 段压低;ST 段压低出现越早,尤其是运动前 3 分钟出现者。

(4)ST 段压低在恢复期持续 5 分钟以上。

(5)ST 段压低导联超过 5 个。

(6)ST 段压低出现于运动负荷＜6 METs 时;除 aVR 导联外出现运动诱发的 ST 段抬高。

(7)运动中出现心绞痛。

(8)出现持续或有症状的室性心动过速。

14. 心电图异常表现有哪些

(1)异常反应:ST 段测量应以 PR 段为基线,由 J 点起始。如 ST

段为水平或下斜型压低,应以J点后60毫秒或80毫秒测量。运动诱发的心肌缺血可产生3种ST段表现(ST段压低、抬高或正常化)。

(2)ST段压低:是心肌缺血的常见表现,代表心内膜下心肌缺血。极量运动出现J点下降是一种正常反应,J点后ST段快速上斜型降低($>$1mV/s)$<$1.5mm应视为正常。J点后80ms ST段缓慢上斜型降低$\geqslant$1.5mm视为异常。ST段水平或下斜型降低$\geqslant$0.1mV,持续80ms为异常。下斜型较水平型ST段压低更有意义。运动前已存在ST段基线异常者,运动诱发ST的压低不特异。在较低的运动负荷和心率血压双乘积时出现ST段压低提示其预后差,更可能为多支血管病变。恢复期ST段压低存在也与冠状动脉粥样硬化性心脏病的严重程度相关。

(3)ST段抬高:运动诱发ST段抬高多见于有Q波的V_1、V_2导联。运动诱发心肌梗死后有Q波的导联的ST段抬高是由于局部心肌运动障碍或室壁瘤形成。有Q波导联在运动试验中诱发出现ST段抬高者较未出现ST段抬高者射血分数低。无病理性Q波导联出现ST段抬高,提示病变可能位于血管近端或由于冠状动脉痉挛引起。严重透壁的心肌缺血也表现为ST段抬高并可由此估计出缺血的部位,而ST段压低估计缺血部位不可靠。运动诱发ST段抬高者更易发生室性心律失常。

(4)ST段正常化或无变化:也可能是心肌缺血的一种表现,但不特异。ST段正常化或无变化,指静息时心电图异常,T波倒置,ST段压低,而心绞痛发作或运动时恢复正常。

(5)最大ST/HR斜率:正常人运动时ST段降低程度轻,很少超过1.0mm,且最大ST段下降发生在心率接近140次/分时;冠状动脉粥样硬化性心脏病患者在心率并不很快时就出现ST段下降。ST段下降经心率校正可能提高运动试验敏感性。每次最大ST/HR斜率$\geqslant$2.4mV/min视为异常,每次最大ST/HR斜率$\geqslant$6mV/min提示3支血管病变。

(6)U波变化:U波倒置可出现于左心室肥厚、冠状动脉粥样硬化性心脏病、主动脉及二尖瓣反流患者。由左心室舒张功能异常引起。静息心电图正常，运动诱发 U 波倒置提示心肌缺血病变可能在左前降支。

(7)QT 间期：QT 间期延长与冠状动脉粥样硬化性心脏病、高血压性心脏病相关性好。正常人运动使 QT 间期缩短，冠状动脉粥样硬化性心脏病患者运动使 QT 间期延长或不变。

15. 心电图运动试验何时运动终止

(1)心率达目标心率（极量 220－年龄，次极量 195－年龄）。
(2)出现阳性结果或心电图出现缺血性下降≥0.2mV。
(3)严重心律失常。
(4)运动负荷试验进行性增加，而心率反而减慢或收缩压较运动前下降 10mmHg 或运动中超过 250mmHg。
(5)头晕、视物模糊、面色苍白或发绀、步态不稳者。
(6)患者要求终止。

16. 运动试验在冠状动脉粥样硬化性心脏病诊断中的价值

冠状动脉粥样硬化性心脏病诊断不明确时，可进行运动试验辅助诊断。但不能单靠运动试验结果的阴性或阳性排除或诊断冠状动脉粥样硬化性心脏病。运动试验的阳性预测价值直接与受检人群疾病的流行情况相关，流行率越高，其预测价值越大。

运动试验作为不典型冠状动脉粥样硬化性心脏病的辅助诊断，不适宜人群普查。运动试验前应评价其患冠状动脉粥样硬化性心脏病的可能性，依据冠状动脉粥样硬化性心脏病易患因素，包括病史（年龄、性别、胸痛性质）、体格检查及医师的经验并结合以前心肌梗死病史，心电图异常 Q 波、ST 段改变等进行综合判断。有冠状动脉粥样硬化性心脏病易患因素，活动时出现气短，静息心电图异常，均提示冠状动脉粥样硬化性心脏病的可能。但价值最大的还是胸痛或胸部不适的病史。心肌缺血是胸痛的主要原因。三支病变较单支病变，老年人较年轻人的运动试验敏感性高。

与冠状动脉造影对比发现，左主干病变、前降支病变运动试验阳性率高，而右冠状动脉或左回旋支任一支病变阳性率较低。冠状动脉病变较轻者，运动试验假阴性率高。

冠状动脉病变狭窄程度不足以由运动试验诱发心肌缺血时，运动试验阴性。但这些运动试验阴性的人群仍可由于冠状动脉痉挛、粥样斑块破裂、血栓形成等引起心脏事件。对于冠状动脉造影正常但冠状动脉储备异常的患者，运动试验可诱发缺血性 ST 段降低。

健康男性运动试验诱发无症状心肌缺血并不提示预后不良，在这群人中进行运动试验其假阳性率高。ST 段压低 1mm 其阳性预测价值低。仅在 ST 段压低＞2mm 并伴有其他异常反应时，运动试验才有一定的阳性预测价值。

存在高血压、高血脂、糖尿病、吸烟、早发心脏病家族史（一级亲属不足 60 岁发生心脏猝死或心脏事件者）等冠状动脉粥样硬化性心脏病易患因素的人群，尤其是伴提示冠状动脉粥样硬化性心脏病的症状者，进行运动试验有助于发现心肌缺血及其他异常反应，可作为辅助诊断。

17. 运动平板试验注意事项

（1）试验前患者要将详细病史告知医师，以帮助判断是否具有检查适应证并确定是否为高危患者。

（2）皮肤准备：为了保证得到一份清晰满意的运动心电图，皮肤准备非常重要，先用砂纸行"米"字打磨，再用 95％乙醇棉球脱脂，以去除污垢及角质层。若皮肤清洁不彻底时电极粘贴不牢，运动时易脱落而影响运动时的心电图记录。

（3）安置电极：运动心电图主要观察 ST 段变化，故其阳性结果与电极放置部位密切相关。一定把电极贴在骨性标志明显处，以排除呼吸运动时对基线的干扰。

（4）检查中患者可能会有不适感觉，如心悸、胸闷、头晕，但整个过程都有医护人员在场，并备有抢救物品，所以不要恐惧、紧张。如出现呼吸困难、头晕、步态不稳、极度乏力时应立即终止检查，取平卧位并给予氧气吸入；如出现心前区疼痛立即给予硝酸甘油舌下含服；对于那些因平时活动量较小，而在检查中单纯出现乏力又无心电图改变者，最好坚持做完检查，不要轻易终止，使其达到预期的负荷值。

（5）试验结束后患者要安静休息20～30分钟，观察血压、心率恢复至正常，无不适感觉后方可离开。

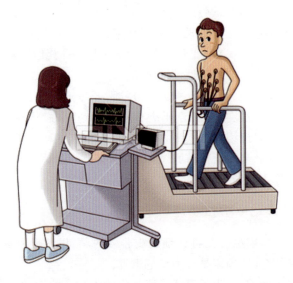

七、颈动脉超声与外周血管超声检查

1. 什么是颈动脉超声检查

颈动脉超声检查不仅对颈动脉疾病的诊断提供重要信息，而且通过检测颅外段颈动脉的粥样硬化、判别斑块的特性、检测有无狭窄和阻塞及对冠状动脉粥样硬化性心脏病、脑血管疾病事件的发生预测和防治均有重要价值。目前,颈动脉超声检查已在临床广泛应用。颈动脉彩色超声检查不仅能清晰显示血管内中膜是否增厚,有无斑块形成,斑块形成的部位、大小,是否有血管狭窄及狭窄程度、有无闭塞等详细情况,并能进行准确的测量及定位,还能对检测动脉的血流动力学结果进行分析。特别是可检测早期颈动脉粥样硬化病变的存在,使患者得到及时预防和治疗;对中、重度颈动脉狭窄和闭塞的及时确诊,可作为临床选用颈动脉内膜剥脱术治疗的有力依据。

2. 颈动脉超声检查的目的

(1)评估各种原因引起的颈动脉狭窄或闭塞性病变导致血管结构及血流动力学的变化,如有无内-中膜增厚或斑块形成、斑块稳定性评估及动脉狭窄程度的分级。

(2)评估颈动脉狭窄介入治疗后支架的位置、扩张程度、残余狭窄及治疗后相关解剖结构、血流动力学改变等信息。

(3)超声引导下的颈动脉内膜剥脱术和术后动脉解剖结构及血流动力学改变的随访评价。

(4)评价锁骨下动脉窃血综合征。

(5)评价颈部血管的先天性发育不良。

(6)检测动脉瘤、动静脉瘘等血管结构及血流动力学变化。

(7)利用超声造影检查进一步评估斑块的稳定性及血管狭窄的程度。

3. 血管壁的结构

血管壁分为内膜、中膜和外膜3层结构。

内膜,由内皮细胞组成,在超声下为等回声。

中膜,由平滑肌细胞组成,在超声下为低回声。

外膜,由纤维组织组成,在超声下为高回声。

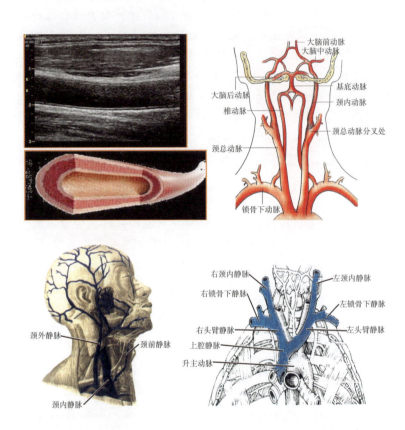

4. 颈动脉超声检查的体位

颈动脉超声检查的体位:颈及肩部不放置枕头,颈部肌肉要放松。

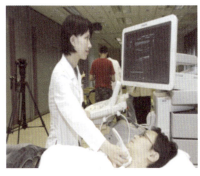
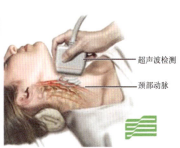

超声波检测
颈部动脉

5. 颈动脉超声检查前准备

一般无特殊准备,但医师会询问病史,了解有无神经系统症状、肢体功能是否正常、颈部听诊是否有杂音及双上肢动脉血压是否相差较大等,这些病史对疾病诊断有一定帮助。

6. 颈动脉超声检查方法

患者取平卧位,头略偏向检查对侧,医师将彩色多普勒超声探头分别放在颈部一侧,分别检测双侧颈总动脉、颈内动脉与颈外动脉。从荧光屏上可看到颈动脉的血流是不是通畅,血管壁是否有异常。颈动脉超声检查不仅能准确地判断颈动脉狭窄的程度和范围,而且可以判断斑块的性质,且检查比较简单,大概十几分钟的时间就可以全部完成。

7. 颈动脉斑块的临床意义

(1)反映整体的动脉粥样硬化负荷,比测量血管内-中膜厚度更有优势。

(2)预测心脑血管急性事件发生,尤其是易损斑块。

(3)低回声与不均质回声较强回声和均质回声斑块发生神经系统症状的危险性高。

8. 外周血管超声检查的目的

目的：评价动脉病变的部位、范围和严重程度。具体如下：①动脉内-中膜增厚及斑块特征。②动脉狭窄。③动脉闭塞。④动脉瘤、假性动脉瘤、动静脉瘘。⑤有无深静脉和浅静脉血栓形成。⑥静脉血栓治疗后随访。

9. 外周血管超声检查的适应证

(1)动脉系统疾病：①动脉栓塞及动脉血栓形成。②先天性发育异常。③动脉损伤。④动脉粥样硬化。⑤动脉炎。⑥动脉受压性疾病。⑦某些功能性动脉疾病。⑧动脉疾病治疗后随访。

(2)静脉系统疾病：①静脉血栓形成及静脉炎。②先天性静脉发育异常。③肢体肿胀的鉴别诊断。④静脉瓣膜功能的检测。⑤静脉瘤。⑥静脉疾病治疗后随访。

10. 外周血管超声检查的禁忌证和局限性

外周血管超声检查无绝对禁忌证，但相应部位有插管、溃疡、石膏固定时，检查可能受限。

八、冠状动脉 CT 成像

1. 什么是冠状动脉 CT 检查

冠状动脉 CT 检查是一项通过外周静脉注射造影剂进行冠状动脉的重建，用于检查冠状动脉血管是否正常的一项无创性辅助检查。CT 设备主要有以下 3 部分：①扫描部分由 X 线管、探测器和扫描架组成；②计算机系统，将扫描收集到的信息数据进行储存运算；③图像显示和存储系统，将经计算机处理、重建的图像显示在电视屏上或用多幅照相机或激光照相机将图像摄下。计算

第2章 心血管病介入诊疗技术相关的检查项目

机容量大、运算快,可达到立即重建图像,注射造影剂做血管造影可得CT血管造影。冠状动脉CT检查主要可以对冠状动脉走行、构造以及冠状动脉病变进行评估。

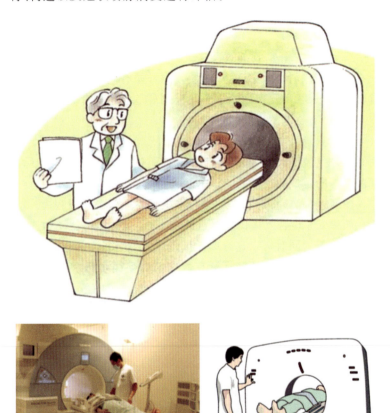

2. 冠状动脉CT检查的临床意义

冠状动脉粥样硬化性心脏病是严重危害人类健康的常见病,在临床症状出现之前及早诊断出冠状动脉疾病有非常重要的意义。导管法冠状动脉造影是临床上普遍采用的评价冠状动脉病变的检查方法,但它为创伤性的检查方法,有一定的危险性,而且检查费用较高,操作复杂。冠状动脉CT成像属于无创性检查手段,具有费用较低、操作较简便、多视角观察、准确性高等优点。

3. 冠状动脉CT检查的适应证

(1)易患冠状动脉疾病的高危人群,如有高血压、糖尿病、高脂血症、有冠状动脉疾病家族史及吸烟等危险因素者。

(2)运动心电图检查出现异常。

(3)不明原因的胸痛。

(4)冠状动脉疾病患者但不愿意或不适宜行传统冠状动脉血管造影术的定期随访患者。

(5)随访已施行冠状动脉旁路移植术后血管的畅通程度。

如果CT检查发现比较严重的狭窄,还是要做冠状动脉造影。而造影检查的同时可以进行球囊扩张或支架置入术。所以说,CT的价值主要在于鉴别那些怀疑有冠状动脉粥样硬化性心脏病,但证据又不充足的患者,如果冠状动脉CT检查没有发现病变或病变较轻微,无须再做冠状动脉造影。因此,冠状动脉CT成像可作为冠状动脉粥样硬化性心脏病高危人群的筛查手段。

4. 冠状动脉CT检查的禁忌证

(1)心率过快且β受体阻滞药禁用者:若有病态窦房结综合征,二、三度房室传导阻滞,失代偿性心力衰竭,心动过缓,低血压(收缩压<100mmHg);对β受体阻滞药过敏者禁行冠状动脉CT检查。

(2)心律失常者:冠状动脉CT检查需要对扫描患者进行心电监控,稳定记录患者的心电图并能清晰分辨QRS波是成功的冠状动脉采集的先决条件,对心律失常的患者,将不能采集到稳定的收缩期及舒张期心脏图像而不能进行冠状动脉重建。

(3)硝酸甘油禁忌者。冠状动脉 CT 检查需要硝酸甘油扩张冠状动脉血管,以更好地显示冠状动脉,尤其在年龄相对较轻的患者中可能抑制血管造影中类似狭窄的冠状动脉痉挛。因此,患者要排除有硝酸甘油禁忌者(如青光眼、严重的贫血患者等)。

(4)不能自主呼吸者:呼吸运动伪影是冠状动脉 CT 检查不成功的主要原因之一。因此,患者必须神志清楚,确保呼吸与扫描的良好配合。

(5)碘剂过敏:既往有碘剂过敏者不易行冠状动脉 CT 检查。

(6)失代偿性心功能不全、严重肝肾功能不全者及甲状腺功能亢进症患者。

(7)妊娠期女性。

(8)因神经或精神类疾病不能配合指令者。

5. 冠状动脉 CT 检查前的准备

(1)检查前 4 小时禁食,12 小时内不饮用含咖啡因类的饮品,如茶、咖啡等,从而避免引起心率增加。

(2)患者安静休息 10 分钟后测心率、心律,心率>65 次/分者,根据情况在本科室口服美托洛尔(倍他乐克)心率减慢后进行检查;严重心律失常者,建议调整好心律后再检查。心律整齐,心率<65 次/分者即可进入检查。

(3)糖尿病患者服用二甲双胍等双胍类降血糖药者停药 48 小时后(停药期间可咨询内分泌科大夫换用其他的降血糖药)再检查。检查后再停药 48 小时,饮水或输液保证体内有足够的水分。

(4)患者在检查前自行训练吸气后憋气 15 秒,憋气配合不佳可能影响检查结果。

(5)患者检查完后多喝水,并于检查结束半小时后再离院,以便观察,如患者离院后出现不适,请速往就近医院诊治。

(6)在患者右侧肘正中静脉建立静脉套管针留置通道。

(7)医师应向患者讲解检查中的正常反应(如造影剂注入体内时患者会产生全身的发热感),避免因患者精神紧张致心率加快,影响检查质量。

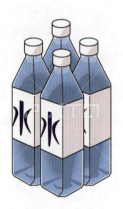

6. 冠状动脉 CT 检查的不足

(1)有些病变 CT 检查看不清楚:并非所有的病变 CT 都能看清,尤其是对于某些钙化比较明显或是置入过支架的患者。心率快慢也影响 CT 成像的质量,心率越快,CT 成像质量越差。

(2)不良反应

①过敏反应:要使血管在 X 线下显像需要静脉注射一种含碘的造影剂,在某些患者可引起过敏反应,严重的还会引起过敏性休克甚至危及生命,当然这种情况发生的比例是相当低的,但对过敏体质或者平素就对海产品过敏的患者应特别注意。

②造影剂肾损害:造影剂对肾功能有损害,尤其是对于原来肾功能就不好的患者,医学上称为造影剂肾病。所以,高龄的、有糖尿病或基础肾病的患者应该注意,如果必须做该项检查,术后应该多饮水以促进造影剂从尿中排出。

③X 线辐射:冠状动脉 CT 的 X 线辐射剂量较大,目前普遍采用的减少辐射量技术与心率相关,心率越慢放射剂量吸收越

少,图像质量也越高,所以接受检查前应该充分应用药物减慢心率。

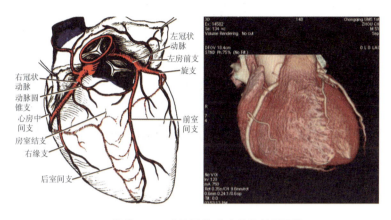

64层螺旋CT心脏及冠状动脉整体效果图像

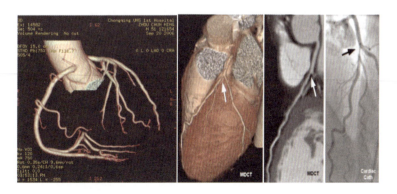

64层螺旋CT冠状动脉CT成像与数字减影血管造影

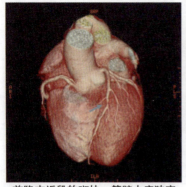
前降支近段软斑块，管腔中度狭窄

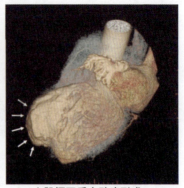
心肌梗死后室壁瘤形成

九、放射性核素显像

1. 什么是放射性核素显像

应用放射性核素示踪技术的原理，选择合适的示踪剂，并将其引入人体内，在体外利用射线探测装置，描记示踪剂在特定脏器一定时间内放射性强度的变化过程，获得特定脏器的放射性核素分布图像，称为放射性功能测定和放射性核素显像。此技术具有方法简便、安全、灵敏度高和特异性强等优点，可获得脏器形态和功能两方面的信息，并可动态观察和定量分析，在临床上广泛应用于内分泌、泌尿、循环和骨关节等各系统疾病的诊断。

2. 放射性核素显像的原理

利用正常或有功能的心肌细胞选择性摄取某些碱性离子或核素标记化合物的作用，通过核素显像可使正常或有功能的心肌显影，而坏死及缺血心肌则不显影或影像变淡，从而诊断心肌疾病和了解心肌供血情况。

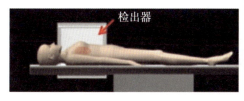
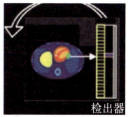

3. 放射性核素显像的适应证

(1)冠状动脉粥样硬化性心脏病心肌缺血的早期诊断。
(2)冠状动脉危险度分级。
(3)估计心肌细胞活性。
(4)心肌缺血治疗效果的评价。
(5)心肌病和心肌炎的辅助诊断。

4. 放射性核素显像的检查方法

心肌灌注显像可分为静息显像及运动显像两种。

静息显像:是在患者处于静息状态下,静脉注射^{99m}Tc-MIBI,30分钟后进食脂肪餐(牛奶或油煎鸡蛋)以促进肝胆系统内放射性排泄,减少对下壁心肌的干扰,1.5～2小时后进行显像。运动显像则为令患者做踏车运动,逐渐增大负荷量,达预期心率后(195－年龄),立即静脉注射^{99m}Tc-MIBI,继续运动30～60秒,30分钟后进食脂肪餐,1小时后开始显像。

运动显像主要了解心肌细胞的储备功能,一般在静息显像正常而临床又高度怀疑心肌缺血时进行。

心肌灌注显像多应用断层显像,即在静脉注射显像剂40分钟后,受检者平卧于检查床上,仪器探头自右前斜40°至左后斜45°,绕胸廓旋转180°,步进6°采集放射性信息,采集结束后利用电子计算机软件进行图像处理,分别获得左心室心肌短轴、水平长轴及垂直长轴各断层图像(右心室心肌较薄,正常情况下不显影或隐约可见)。并以短轴断层图像心尖部为中心,将心尖至心基底部各层图像按同心圆方式排列,形成一类似牛眼的极坐标靶心图(Bull's eye),这是一种二维图像,可使左心室各壁心肌的放射性分布更清晰地显示出来。

5. 什么是 ECT

ECT 是放射性计算机断层显像的简称,是继 CT 之后在临床上应用的一种先进的医疗设备。它分为单光子发射性计算机断层显像(SPECT)和正电子发射性计算机断层显像(PET)。ECT 检查是利用特定的显像剂对某种组织或脏器进行选择性定位并能对疾病进行诊断的一种医学影像检查。与 CT、X 线摄片等放射学检查不同的是,ECT 检查利用的放射线不是来源于检查设备,而是来自特定的显像剂。具体地说,ECT 是检测注入人体内的放射性核素发射出的光子,以组织器官吸收放射性核素浓度的高低和变化作为重建图像的参数,根据放射性药物在组织器官内的分布重建图像,以血流、功能、代谢的变化作为诊断依据。当疾病早期病变组织结构尚未破坏、密度变化不大而只是血流、功能、代谢发生改变时,显像剂在该部位的聚集就会发生相应的改变,在体外利用 ECT 采集将病变以图像方式记录下来,医师就可依

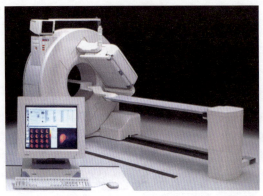

据图像变化对疾病作出早期诊断。

6. ECT 检查的部位及特点

（1）骨显像扫描：ECT 是目前唯一可实现一次扫描完成全身骨检查的影像设备，可早于 X 线 3～6 个月发现骨转移灶，同时对原发骨肿瘤的诊断、骨痛的筛查及预后的判断都有很大的帮助。

（2）心肌灌注显像：主要观察心肌供血情况，诊断适应证包括冠状动脉粥样硬化性心脏病、心肌缺血的早期诊断，急性心肌梗死的诊断，心肌缺血治疗后的效果评价，心肌病和心肌炎的辅助诊断，评估心肌细胞的活性。

（3）泌尿系统：肾图和肾小球滤过率的测定，诊断肾血管性高血压，分肾功能的判断，移植肾成活与排斥反应的观察，尿路梗阻的诊断。

（4）内分泌系统：了解甲状腺位置、形态、大小及功能状态，异位甲状腺的诊断，寻找甲状腺癌转移灶及疗效评价，了解甲状腺术后残余组织的再生、修复情况，甲状腺结节的功能及良恶性的判断。

（5）脑血流显像：短暂性脑缺血及可逆性脑缺血的诊断，阿尔茨海默病的诊断（AD），脑肿瘤术后复发与坏死灶的鉴别，癫痫灶的定位。

（6）肿瘤代谢显像：对甲状腺及乳腺肿瘤的诊断定性有很大意义。

（7）异位胃黏膜显像：消化道出血的诊断及定位。

（8）唾液腺的功能显像：评价唾液腺功能，诊断干燥综合征及唾液腺的占位性病变等。

7. ECT 检查的优点

（1）图像清晰：成像清晰，对临床诊断、肿瘤病程分期、治疗方案拟订、疗效随访、预后评估均有很大实用价值。

(2)安全可靠：根据不同的部位，ECT可做动态、静态或全身、局部检查，门控电路心脏功能显像检查以及各种断面显像，对人体无损害，可以多次重复检查。

(3)检查范围广：检查者完全处于生理状态下，更直观地显示脏器的形态、位置、大小，可动态观察脏器血流、功能变化，能重建横断面、冠状面、矢状面图像，确定脏器内有无肿瘤存在，其准确位置、大小、范围如何，血流供应，功能及组织形态有无变化，人体全身骨骼及各种脏器都可以用ECT检查。

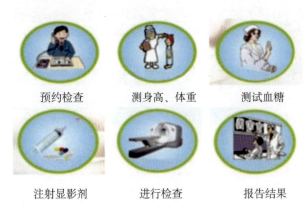

预约检查　　测身高、体重　　测试血糖

注射显影剂　　进行检查　　报告结果

8. 心肌灌注显像能提供什么信息

(1)评估危险度：对于已诊断为冠状动脉粥样硬化性心脏病的患者，核素心肌灌注显像可以帮助评估预后状况及危险度。如果心肌灌注显像正常，预示1年内心脏事件（心肌梗死、心脏猝死等）的发生概率＜1%，说明预后良好。如果心肌灌注显像不正常，根据不正常心肌的范围和严重程度，可以预示1年内心脏事件的发生率有多高，从而采取相应的措施，可以避免和减少不良事件的发生。

(2)选择治疗方法：核素心肌显像可以帮助冠状动脉粥样硬化性心脏病患者确定治疗方案。如果心肌灌注显像正常，首选内科药物治疗；如果有心肌缺血，就应进行冠状动脉内支架置入术或冠状动脉旁路移植术。

（3）术后复查：对于冠状动脉内置入支架或做过冠状动脉旁路移植术的患者，心肌灌注显像可以评价疗效；由于这些患者有可能冠状动脉出现再狭窄，心肌灌注显像可以检查有无新的心肌缺血出现。

9. 心肌灌注显像为何要增加心脏负荷？负荷试验有哪些

（1）一般情况下冠状动脉即使狭窄达到 70%～80%，静息状况下可能不表现出心肌缺血，只有当心肌耗氧量增加即负荷（运动、劳累、情绪激动等）情况下心肌缺血才表现出来。所以，为了准确诊断冠状动脉粥样硬化性心脏病心肌缺血，在核素心肌灌注显像时要做负荷试验。

（2）负荷试验分为运动负荷试验和药物负荷试验两种。使患者处于心脏高负荷状态的目的是使正常心肌和缺血心肌的差异加大，就可通过心肌灌注显像把轻度缺血心肌检查出来，以得到准确的诊断。

10. 心肌灌注显像时患者应注意哪些问题

进行显像检查当日空腹或吃少量素食，检查前 1～2 天停用扩张血管药物和 β 受体阻滞药，检查当日携带油煎鸡蛋 2 个、牛奶 1 袋等脂肪餐到核医学科；患有支气管哮喘者不建议做药物（三磷腺苷、双嘧达莫）负荷试验，请提前告知医师。

11. 如何判断缺血心肌是否能够恢复

心肌梗死灶内的存活心肌处于缺血状态，其摄取葡萄糖的能力提高。核素心肌代谢显像就是通过探测心肌梗死区内有无摄取葡萄糖的心肌细胞，准确判断心肌梗死区内有无存活心肌。而只有存活的心肌,通过各种导管等治疗恢复血流才有可能恢复心脏功能;如果没有存活心肌,无论如何恢复血流也不能让那部分心肌复活,也就不能恢复心脏功能。临床上把核医学 18F-FDG 心肌代谢显像作为判断心肌存活的"金标准"。

12. 心肌灌注显像和 CT 及冠状动脉造影有什么不同

心肌灌注显像和多排 CT 及冠状动脉造影均可用于诊断冠状动脉粥样硬化性心脏病。核素心肌灌注显像主要显示心肌有无缺血,心肌细胞功能是否正常。而多排 CT 和冠状动脉造影主要显示冠状动脉有无斑块、钙化及狭窄。

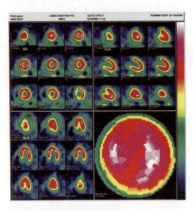

正常图像

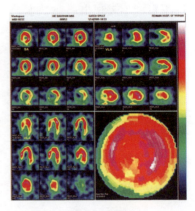

下壁、心尖缺血

冠状动脉好比灌溉的水渠,心肌好比水稻,农民更关心的是水稻的长势,如果水稻长势好,说明养料和水分供给充足,农民就不需要去修水渠;一旦哪块稻田里的水稻出现枯萎,说明这块稻田缺乏养分,农民只需要去修理供应这块稻田的水渠就可以了,而不必要修理全部的水渠。因此,核素心肌灌注显像就是观察水稻的长势(心肌有无缺血),而多排 CT 及冠状动脉造影是观察水渠是否有堵塞(水渠有无阻塞)。

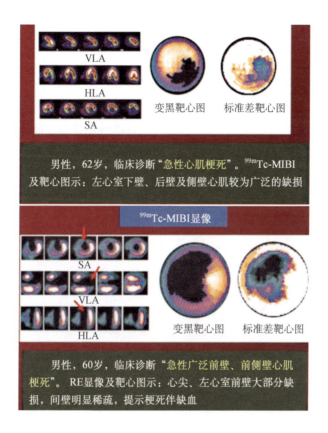

十、食管调搏检查

1. 什么是食管调搏术

经食管心脏调搏是一种无创性的临床电生理诊断和治疗技术,是将电极导管经鼻腔送入食管内,应用心脏电刺激仪发放的电脉冲,通过贴近心脏的食管电极间接对心房或心室进行调搏,从而揭示某些心律失常的发生机制,达到心律失常的诊断和鉴别诊断目的。具有无创、安全、不需 X 线透视、操作方便、无须昂贵设备和重复性好等特点,已为国内外广泛采用。

2. 食管调搏术适用范围有哪些

(1)测定窦房结功能及心脏不应期。
(2)探讨心动过速的发生机制,进行诊断及鉴别诊断。
(3)研究和诊断某些特殊的生理现象。
(4)药物研究中的应用:可用来研究和评价抗心律失常药物对心脏传导系统的影响,从而揭示和解释抗心律失常药物的作用机制。

3. 在做食管调搏术前患者需要做哪些准备

(1)检查前停止使用心脏活性药物 3 天以上。
(2)检查当日禁用含咖啡因的饮料或油脂食物。

4. 食管调搏术是怎样进行操作的

(1)用液状石蜡润滑导管前端,然后从患者的一侧鼻孔插入,到达咽部时,嘱患者做深呼吸以抑制恶心反射,并做吞咽动作,使导管进入食管。

(2)插入导管的长度为 30~40cm(具体长度因人而异),以某一电极能紧靠左心房为最佳(一般为患者的耳垂到剑突的距离)。

(3)将导管尾端电极接心电图机的胸导联,记录 P-QRS-T 波群,当 P 波为先正后负双向并且振幅最大,QRS 波群呈 QR 型,T 波倒置即是理想的定位标志。

(4)将导管撤离心电图机,与心脏刺激仪接通,调节刺激仪输出脉冲的幅度和频率,使之能完全起搏心脏为止。

(5)根据不同的检查目的而设置起搏程序进行起搏,连续显示或记录心电图进行分析以取得诊断结果。

十一、腹部超声检查

1. 什么是超声检查

超声检查是利用人体对超声波的反射进行观察。是用弱超声波照射到身体上,将组织的反射波进行图像化处理。

超声检查方法简便,诊断准确率高,对受检者无损伤性,所需费用低,是当前其他检查方法所无法比拟的。在超声波引导下,对某些脏器的病变用细针穿刺,抽出细胞进行化验检查,不仅可以明确诊断,而且可使一些患者免遭手术之苦。

B超对受检者无痛苦、无损伤、无放射性。

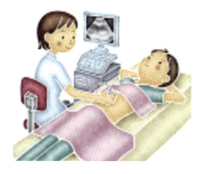

2. 腹部超声检查的目的

腹部超声检查能迅速检查出肝、胆囊、胆管、脾、胰、肾、肾上腺、膀胱、前列腺等脏器的大小、形状变化;是否处于正常位置;脏器内有无占位;占位是实质性还是液性如囊肿、血肿及脓肿等,并能在一定程度上鉴别出占位是良性还是恶性的;有无受到周围肿物或脏器的压迫;超声还能准确判断腹腔内有无腹水,即使少量腹水也可测出;可查出腹腔、盆腔肿大的淋巴结;可观察胆囊的收缩情况,对胆囊功能进行判断。

3. B超检查准备及注意事项

(1)检查前指导

①肝、脾、肾病超声检查前准备:一般无须特殊准备。

②胆囊疾病超声检查前准备:须禁食物8小时以上,以保证胆囊、胆管内充满胆汁,并减少胃肠的内容物和气体的影响。通常在前一日晚餐后开始禁食,次日上午空腹检查为宜。胆囊、胆管附近胃肠道内若残存有钡剂会影响超声检查。因此,一般先安排患者行超声检查或在X线造影3天后、胆囊造影2天后再做超声检查。胃镜检查后,部分患者腹部会产生大量气体,对超声检查造成不利的影响。因此,在接受胃镜检查后最好间隔2～3天再进行超声检查。

③胰腺、肾上腺疾病超声检查前准备:应禁食8小时以上,尤其在禁早餐后当日上午检查为好。胃肠气体过多者,于检查前3天口服消胀片,前一天进清淡少渣饮食,睡前服缓泻药。检查中可饮水500～1000ml,以利观察。

④膀胱、输尿管、前列腺疾病超声检查前准备:做泌尿系统B超检查,特别是输尿管和膀胱B超检查时,应在检查前1～2小时饮水600～1000ml,待膀胱充盈后再检查。

⑤所有患者,最好在检查前先做甲型肝炎、乙型肝炎、丙型肝炎及肝功能测定,以便对传染性肝炎患者采取相应的隔离措施。

⑥医师若同时开出钡剂透视和超声检查单,患者最好先行超声检查,再行钡剂检查。因为胃肠道内若有钡剂存留,不仅影响胆囊、胰腺的超声显像,而且还容易发生误诊。因此,在进行超声检查前2天,应避免进行胃肠道钡剂检查。

(2)检查中指导

①超声检查无痛苦、无损伤、无放射性,不必担心。为了尽可能获得最好的影像,局部适当的压迫以及勾画操作可能会产生轻

微的不适;为使探头能更好地接触皮肤,一种凝胶样(耦合剂)的物质必须应用于皮肤表面,但不会造成皮肤损伤。

②患者在进入诊室时,关闭手机等通信工具,平卧于检查床上,解开衣服,充分暴露检查部位,让医师检查。然后根据需要变动其他体位。有时,检查过程中需要做深呼吸动作,以扩大探测范围。

③检查后指导:检查完毕,医师会为患者提供手纸将身上的超声耦合剂擦拭干净。如有不适感,可稍事休息,特殊情况及时给予处理。危重患者需有人搀扶陪同。对于不确定的检查结果,建议患者复查或者结合临床进一步行 CT 或 MRI 检查。

第3章

心血管病介入诊疗相关的化验检查项目

检验报告单是检查所得出的客观数据记录。检验项目很多，这里只从定性和定量两个方面，概略地作一介绍。定性检验，是看送检的标本中有没有"待检物"（即想要查的东西）。一般来说，有待检物存在，报告为"阳性"，反之报告"阴性"。正常时不应有的待检物出现了，称为"阳性"，即为不正常。定量检验表示检验标本中待检物含量的多少。不同地区不同方法测出的检验参考值略有差异，参考值不等于正常值，只是一个正常范围。

一、三大常规

三大常规即血常规、尿常规、粪常规检查。

1. 血常规

血液在体内不断流动，许多疾病在体内引起的改变均可在血液检验中反映出来，测定血液中各种化学成分的改变，对疾病的诊断具有十分重要的意义。

（1）检查内容

①一般检验（即血液分析）：避免患者情绪激动或剧烈运动。患者在平静状态下采血，采血时温度不能过高或过低。采血部位一般为静脉采血，尽可能不用毛细血管采血，因采血量少，且通过挤压易使组织液混入血液中造成血液稀释，准确性得不到保证，也无法复检，因此除特殊情况外，一般采集静脉血。血液采集后，

一般在室温下保存,可稳定6～8小时。

②生化与免疫学检验:通常在清晨空腹情况下采集静脉血,因进食后可使血液中的某些化学成分发生改变,如血糖,某些酶、电解质、某些代谢物如尿酸等,因进食后发生改变。

③细菌检验:严格按照无菌采血制度执行。一般为静脉采血,特殊情况下(如烧伤、冻伤、烫伤患者)也可采集动脉血。血液标本采集后,在无菌条件下立即注入培养皿中,立即送检,冬季注意保温,并注意避免与其他污染物接触。

④血流变检查:清晨空腹情况下采集静脉抗凝血。抗凝血药为肝素盐类,采血立即注入抗凝管中,并上下颠倒混匀(4～5次),混匀时,动作要轻柔,避免剧烈振荡,以免造成标本溶血,影响检查结果。标本在室温下保存即可。采集标本后,应在4～6小时完成检查,否则影响结果。

⑤形态学检查:即骨髓细胞检验。一般由临床医师或经过专业培训的检验人员采集标本。严格执行无菌操作。采集部位一般在髂后上棘或髂前上棘穿刺。髂骨取材不满意时,可进行胸骨穿刺。

(2)正常参考值范围及异常的意义

①红细胞(RBC)计数:正常男性为$(4.0～5.5)×10^{12}/L$,女性为$(3.5～5.0)×10^{12}/L$,新生儿为$(6.0～7.0)×10^{12}/L$。

增多:常见于真性红细胞增多症、肺源性心脏病、肺气肿、脱水所致血液浓缩或慢性组织缺氧等。

减少:常见于各种贫血、血液稀释等。

②血红蛋白(Hb):正常男性为120～160g/L,女性为110～150g/L。

增多:a. 生理性增多,见于高原居民、胎儿和新生儿、剧烈活动、恐惧、冷水浴等。b. 病理性增多,见于严重的先天性及继发性心肺疾病、血管畸形及携氧能力低的异常血红蛋白病等,也见于某些肿瘤或肾病。

减少:a.生理性减少。老年人由于骨髓造血功能逐渐降低,可导致红细胞和血红蛋白含量下降。b.病理性减少。骨髓造血功能衰竭,如再生障碍性贫血、骨髓纤维化所伴发的贫血如缺铁性贫血、叶酸及维生素 B_{12} 缺乏所致的巨幼细胞贫血;因红细胞膜、酶遗传性的缺陷或外来因素所致红细胞破坏过多而导致的贫血,如遗传性球形红细胞增多症、球蛋白生成障碍性贫血、阵发性睡眠性血红蛋白尿、异常血红蛋白病、免疫性溶血性贫血、心脏体外循环的大手术或某些生物化学性因素所致的溶血性贫血,急性或慢性失血所致的贫血。

③白细胞(WBC)计数:正常成年人为 $(4\sim10)\times10^9/L$,新生儿为 $(15\sim20)\times10^9/L$,8个月至2岁婴儿为 $(1\sim12)\times10^9/L$。

增多:常见于急性细菌性感染和化脓性炎症,严重组织损伤、急性出血、中毒(如糖尿病酸中毒,尿毒症)、恶性肿瘤、白血病及手术后等。

降低:常见于某些传染病(伤寒、疟疾、病毒感染等)、某些血液病、自身免疫性疾病、过敏性休克、脾功能亢进、恶病质、放射治疗或化学治疗后及再生障碍性贫血等。

④白细胞分类计数(DC):检测各类白细胞所占白细胞总数的百分比例。

中性粒细胞:正常为 0.5~0.7,增高或减少的原因与白细胞计数相同;淋巴细胞:正常为 0.2~0.4。

增多:常见于某些病毒或细菌所致的传染病(麻疹、风疹、水痘、流行性腮腺炎、病毒性肝炎、结核病等)、传染性淋巴细胞增多症、某些慢性感染和结核病恢复期及淋巴细胞白血病、白血病性淋巴肉瘤等。减少:常见于接触放射线、应用肾上腺皮质激素、抗淋巴细胞球蛋白治疗、淋巴细胞减少症、免疫缺陷病、丙种球蛋白缺乏症等。

嗜酸性粒细胞:正常为 0.005~0.05。

增多:常见于过敏性疾病(支气管哮喘、荨麻疹、血管神经性

第3章 心血管病介入诊疗相关的化验检查项目

水肿、食物过敏、神经性鼻炎及由曲霉菌芽胞引起的肺炎等)、寄生虫病(急性血吸虫病、钩虫病、绦虫病、旋毛虫病、肺吸虫病等)、某些皮肤病、某些恶性肿瘤(霍奇金病、淋巴系统恶性疾病等)。

减少:常见于长期应用肾上腺皮质激素治疗时,也可见于大手术及某些传染病的早期。

嗜碱性粒细胞,正常为 0~0.007 5,临床意义不大。增多,常见于慢性粒细胞白血病、嗜碱性粒细胞白血病、骨髓纤维化及某些转移癌。

单核细胞:正常为 0.01~0.08。增多,常见于某些感染(如亚急性细菌性心内膜炎)、急性感染的恢复期、单核细胞白血病、活动性结核病、淋巴瘤及骨髓增生异常综合征等。减少,无重要临床意义。

⑤血小板计数 PLT

增多($>400\times10^9/L$):骨髓增生综合征,见于慢性粒细胞性白血病、真性红细胞增多症等。急性反应,如急性感染、失血、溶血等。其他,如脾切除术后。

降低($<100\times10^9/L$):生成障碍,见于再生障碍性贫血、急性白血病、急性放射病。破坏过多,见于原发性血小板减少性紫癜、脾功能亢进症。消耗过多,见于弥散性血管内凝血。家族性血小板减少,见于巨大血小板综合征。

2. 尿常规

(1)一般检查

①尿量:正常尿量 1000~2000ml/d,当尿量<400ml/d 为少尿,<100ml/d 为无尿。

②尿液颜色:在尿常规检查时,首先应观察尿液的颜色是否正常。新鲜正常尿液为淡黄色至黄褐色,当尿液浓缩时,可见量少色深。尿色可因食物、药物、色素、血液、运动、出汗等因素而变化。如进食大量胡萝卜或服用维生素 B_2,尿的颜色呈深黄色。

胆红素尿:尿内含有大量的胆红素,尿色呈深黄色,振荡后泡沫亦呈黄色。多见于阻塞性黄疸及肝细胞性黄疸。

血尿:尿液中含有红细胞,颜色为淡红色或红色。

血红蛋白尿:尿液呈酱油色,见于急性溶血、恶性疟疾和血型不合的输血反应。

乳糜尿:白色乳样尿液,见于晚期血丝虫病或其他原因引起的肾周围淋巴管受阻时。

③尿液透明度:正常是清晰透明的,若放置过久尿液的酸碱度改变,尿内的黏液蛋白、核蛋白等逐渐析出则出现轻度浑浊。

④酸碱度:在尿常规检查中,如果是正常的尿应该是弱酸性的,pH4.5~7.5,平均pH6.0左右,也可能因为饮食种类、服用的药物及疾病类型出现中性或弱碱性。在热性病、大量出汗、蛋白质分解旺盛时,特别在酸中毒时,尿液酸性增强呈强酸性,pH下降,服用氯化铵、氯化钙、稀盐酸等药物、进食大量肉类时,尿亦呈酸性。碱中毒时,尿中混有大量脓、血时,服用碳酸氢钠等碱性药物、进食大量蔬菜时,尿液呈碱性,严重呕吐的患者尿液可呈强碱性。

⑤比重检查:尿比重受年龄、饮水量和出汗的影响。正常尿比重波动范围大,一般在1.015~1.020。尿比重增高,见于高热、糖尿病等;尿比重低,见于慢性肾炎以及肾功能严重损害等。

(2)化学检查:尿化验单上,如果一些项目后面写了"+"号(或"++""+++",表明程度不同),这在医学上称为阳性结果;相反,"-"号为阴性结果。阳性结果通常是泌尿系统疾病的标志。

①蛋白质检查:一般正常人每天排出蛋白质量比较少,尿常规检查中常规定性检测为阴性。

②尿糖定性检查:正常的尿液中有微量葡萄糖,定性试验为阴性。尿糖阳性则可能是出现了某种疾病。

③细胞检查:正常人尿中可偶见红细胞和少数白细胞以及小

第3章 心血管病介入诊疗相关的化验检查项目

圆形上皮细胞存在,如果尿中出现多量红细胞、大量白细胞、许多小圆形上皮细胞都是生殖系统感染疾病的征兆。

④管型检查:正常尿液中没有管型或偶见少数透明管型,仅含有极微量的白蛋白。出现多量管型,表示肾实质有病变。

⑤尿酮体检查:剧烈运动、高脂饮食、饥饿、妊娠呕吐、重症不能进食等可出现酮尿。糖尿病酮症患者尿酮体呈阳性。

(3)尿常规检查注意事项

①首要的就是留取尿液标本,一般应尽量采用新鲜晨尿,因为夜间饮水较少,肾排到尿液中的多种成分都储存在膀胱内并进行浓缩,易于查到,提高阳性检出率,其他随机留取的尿液也可。

②尿常规检查时,留取尿液不少于10ml。

③女性留取尿标本时应避开月经期,以防止阴道分泌物混入尿液中,影响检查结果。

④最好留取中段尿。按排尿的先后次序,可将尿液分为前段尿、中段尿、后段尿。因前段尿和后段尿容易被污染,因此,做尿常规和尿细菌学检查时,一般都留取中段尿。

⑤留取尿液应使用清洁干燥的容器,即医院提供的一次性尿杯和尿试管。

⑥所留尿液应尽快送实验室检查,因为时间过长会有葡萄糖被细菌分解、管型破坏、细胞溶解等问题出现,影响检查结果的准确性。

所以,在做尿常规检查时,注意收集尿液标本的方法正确,是保证尿常规检查结果的准确性的关键。

(4)尿常规镜检注意事项

①尿标本必须新鲜,否则停放几小时后,红细胞、白细胞可被破坏而脓尿消失。

②尿标本必须清洁。女性要清洗外阴,勿混进白带。如尿沉渣中有大量多角形上皮细胞,则可能已混进白带,宜留取清洁尿标本重检。

③尿路感染者脓尿常呈间歇性,故宜多次反复检查才能确诊。

④在使用抗菌药物后,可影响检查的准确性。

3. 粪便常规

(1)粪便检查的目的

①了解消化道是否有炎症、出血、寄生虫感染、恶性肿瘤等情况。

②根据粪便形状、组成,间接判断胃肠、胰腺、肝胆系统的功能状况。

③了解肠道菌群是否正常合理,检查粪便中有无致病菌群,协助诊断肠道传染病。

(2)粪便标本的采集与保存

①粪便采集:粪便的采集方式直接影响检查结果的准确性,通常采用自然排出的粪便,特殊情况下(如婴幼儿、肠道肿瘤、肠梗阻患者等)也可人工手段采集,但需在申请单中注明。

②粪便检查应取新鲜粪便,不得混有尿液,不可有消毒剂及污水,以免有形成分破坏、病原菌死亡和污染腐生物丢失。

③查溶组织阿米巴滋养体时,应于排便后立即检查,并从脓液和稀软部分取材;寒冷季节,标本送检时需保温。

④检查蛲虫卵需用透明薄膜拭纸于晚12时或清晨排便前自肛门周围皱襞处拭取后立即送检。

⑤隐血实验时,应于检验前3日禁食肉类及含动物血的食物,并禁服铁剂及维生素C。

⑥做细菌学检查的粪便标本应采集于无菌有盖的容器内立即送检。

(3)一般性状检查

①颜色:正常粪便含粪胆素,所以呈黄色或棕黄色。若粪便中含有未消化的蔬菜,则呈绿色或菜绿色。见下表。

第3章 心血管病介入诊疗相关的化验检查项目

颜色	临床意义
黄褐色	正常人
黑色	上消化道出血如溃疡病出血、食管静脉曲张破裂、消化道肿瘤,服用铁剂与铋剂
红色	下消化道出血如痔、肛裂、肠息肉、结肠癌,以及食用西瓜等
白陶土色	胆道梗阻,食用脂肪过量或钡剂后
果酱色	阿米巴痢疾与细菌性痢疾、肠套叠、食用大量咖啡
绿色	食用大量绿叶菜
黄色	婴儿

②性状:正常粪便外观常为条状或稠粥样,便秘者可呈柱状或羊粪状,不混有黏液、脓血、寄生虫体等。

性状	临床意义
柏油样	上消化道出血
鲜血样	痔、肛裂、直肠损伤
脓血样	痢疾、结核、结肠炎、直肠癌
稀糊状	急性肠炎、痢疾早期
黏液便	肠炎、痢疾或肿瘤
米泔水样	霍乱与副霍乱
细铅笔状	痔、肛裂、直肠癌

(4)显微镜检查

①细胞

正常情况:显微镜检查无红细胞、白细胞、寄生虫卵,但可见少量植物细胞、肌肉纤维等。

异常情况:红细胞,见于下消化道出血、肠道炎症、肠结核、结肠肿瘤等。白细胞,见于肠道炎症。巨噬细胞,见于细菌性痢疾、溃疡性结肠炎等。肠黏膜上皮细胞,肠道炎症时增多。肿瘤细胞,见于乙状结肠癌、直肠癌。

②食物残渣。

③结晶。

④细菌:判断肠道菌群失调后及初筛霍乱弧菌。

⑤肠道真菌:念珠菌、酵母菌。

⑥寄生虫卵:常见蛔虫卵、钩虫卵、鞭虫卵、蛲虫卵、吸虫卵、姜片虫卵、绦虫。

⑦肠寄生原虫:阿米巴、隐孢子虫、鞭毛虫、人芽车原虫及纤毛虫。

(5)化学检查:隐血试验,正常为阴性,隐血试验对消化道出血诊断治疗及判断预后有重要价值。

①阳性反应:a. 消化道溃疡,呈间隙性阳性。b. 消化道肿瘤,呈持续性阳性。c. 肠结核、钩虫、结肠炎均呈阳性。

②假阳性:进食动物血、肉类、大量蔬菜后均可出现,因此在查粪便隐血试验前要求避免服用铁剂、维生素C、动物血、动物肝、瘦肉以及大量绿叶蔬菜3天。

做粪便检查时要注意,为使检查结果准确,大便取样必须新鲜。而且取样时要注意挑取有脓血或特别异样的部位。另外,在检查前24小时内禁食含铁质较多的食品,以免出现假阳性。

二、肝功能

肝的在人体的物质代谢中发挥重要功能,参与蛋白质、糖、脂类、维生素、激素等的代谢,同时肝还有分泌、排泄、生物转化及胆红素代谢等功能。为了解肝功能状态设计的实验室检查称为肝功能试验,肝功能试验包括蛋白质代谢检查、胆红素代谢检查、血清酶学检查等。

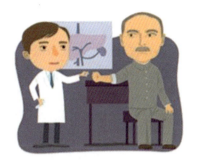

1. 肝血清酶检测

(1)谷丙转氨酶

①参考值:男,5~40 U/L;女,5~35 U/L。是诊断肝细胞实质损害的主要项目,其高低往往与病情轻重相平行。

②临床意义:在急性肝炎及慢性肝炎与肝硬化活动期,肝细胞膜的通透性改变,谷丙转氨酶就从细胞内溢出到循环血液中去,这样抽血检查结果就偏高,转氨酶反映肝细胞损害程度。但谷丙转氨酶缺乏特异性,有多种原因能造成肝细胞膜通透性的改变,如疲劳、饮酒、感冒甚至情绪因素等。上述原因造成的转氨酶增高一般不会高于 60U/L,转氨酶值高于 80U/L 就有诊断价值,需到医院就诊。另外,谷丙转氨酶活性变化与肝病理组织改变缺乏一致性,有的严重肝损害患者谷丙转氨酶并不升高。因此,肝功能损害需要综合其他情况来判断。

(2)谷草转氨酶

①参考值:8~40 U/L。当谷丙转氨酶明显升高,谷草转氨酶/谷丙转氨酶比值>1时,就提示有肝实质的损害。

②临床意义:谷草转氨酶在肝细胞内与心肌细胞内均存在,心肌细胞中含量高于肝细胞,但肝损害时谷草转氨酶血清浓度也可升高,临床一般常作为心肌梗死和心肌炎的辅助检查。

(3)γ-谷氨酰转移酶

①参考值:男,11~50U/L;女,7~32U/L。

②临床意义:谷氨酰转移酶主要来自肝,少许由肾、胰、小肠产生。γ-谷氨酰转移酶在反映肝细胞坏死损害方面不及谷丙转氨酶,但在黄疸鉴别方面有一定意义。a. 肝内排泄不畅(肝内梗阻)和肝外梗阻(如胆道系统阻塞)等疾病,γ-谷氨酰转移酶可明显升高。b. 急、慢性病毒性肝炎、肝硬化。急性肝炎时,γ-谷氨酰转移酶呈中等度升高;慢性肝炎、肝硬化的非活动期,酶活性正常,若γ-谷氨酰转移酶持续升高,提示病变活动或病情恶化。c. 急、慢性酒精性肝炎、药物性肝炎。γ-谷氨酰转移酶可呈明显或中度以上升高(300~1000U/L),谷丙转氨酶和谷草转氨酶仅轻度增高,甚至正常。酗酒者当其戒酒后γ-谷氨酰转移酶可随之下降。其他如中毒性肝病、脂肪肝、肝肿瘤等γ-谷氨酰转移酶可轻度升高。

(4)碱性磷酸酶

①参考值:成年人,40~150U/L。

②临床意义:碱性磷酸酶主要用于阻塞性黄疸、原发性肝癌、继发性肝癌、胆汁淤积性肝炎等的检查。患这些疾病时,肝细胞过度制造碱性磷酸酶,经淋巴管和肝窦进入血液,同时由于肝内胆管胆汁排泄障碍,反流入血而引起血清碱性磷酸酶明显升高。由于骨组织中此酶亦很活跃,因此,孕妇、骨折愈合期、骨软化症、佝偻病、骨细胞癌、骨质疏松、肝脓肿、肝结核、肝硬化、白血病、甲状腺功能亢进症,血清碱性磷酸酶亦可升高,应加以鉴别。

(5)乳酸脱氢酶:参考值,109~245U/L。

2. 反映肝细胞损伤的项目

以血清酶检测常用:谷丙转氨酶、谷草转氨酶、碱性磷酸酶、γ-谷氨酰转移酶等。以上各项酶在肝细胞中均有存在,当肝细胞膜受损或细胞坏死时,这些酶进入血清便增多。通过测定血清或血浆中酶的活性,即可反映肝细胞受损情况及损伤程度。在各种酶试验中,谷丙转氨酶和谷草转氨酶能敏感地反映肝细胞损伤与否及损伤程度。各种急性病毒性肝炎、药物或乙醇引起急性肝细胞损伤时,血清谷丙转氨酶最敏感。而在慢性肝炎和肝硬化时,谷草转氨酶升高程度超过谷丙转氨酶,因此谷草转氨酶主要反映的是肝损伤的程度。

重症肝炎时,由于大量肝细胞坏死,血中谷丙转氨酶逐渐下降,而此时胆红素却进行性升高,即出现"胆酶分离"现象,这常常是肝坏死的前兆。在急性肝炎恢复期,如果出现谷丙转氨酶正常而γ-谷氨酰转移酶持续升高,常提示肝炎慢性化。患慢性肝炎时如果γ-谷氨酰转移酶持续超过正常参考值,提示慢性肝炎处于活动期。酒精性肝病的患者,谷草转氨酶的活性也常常大于谷丙转氨酶。

谷丙转氨酶与谷草转氨酶主要分布在肝细胞内,参考值均为0～40U/L。

碱性磷酸酶和γ-谷氨酰转肽酶是诊断胆道系统疾病时常用的指标。

3. 反映肝分泌和排泄功能的项目

总胆红素和直接胆红素。

当患有病毒性肝炎、药物或酒精引起的中毒性肝炎、溶血性黄疸、内出血等时,都可以出现总胆红素升高。直接胆红素升高说明肝细胞处理胆红素后的排出发生障碍,即发生胆道梗阻。人的红细胞的寿命一般为100～120天。红细胞死亡后变成间接胆红素,经肝转化为直接胆红素,组成胆汁,排入胆道,最后经粪便排出。间接胆红素与直接胆红素之和就是总胆红素。上述的任何一个环节出现障碍,均可使人发生黄疸。如果红细胞破坏过多,产生的间接胆红素过多,肝不能完全把它转化为直接胆红素,可以发生溶血性黄疸;当肝细胞发生病变时,或者因胆红素不能正常地转化成胆汁,或者因肝细胞肿胀,使肝内的胆管受压,排泄胆汁受阻,使血中的胆红素升高,这时就发生了肝细胞性黄疸;一旦肝外的胆道系统发生肿瘤或出现结石,将胆道阻塞,胆汁不能顺利排泄,而发生阻塞性黄疸。肝炎患者的黄疸一般为肝细胞性黄疸,也就是说直接胆红素与间接胆红素均升高,而淤胆型肝炎的患者以直接胆红素升高为主。

参考值:总胆红素为 1.71~17.1μmol/L(1~10mg/L),直接胆红素为 1.71~7μmol/L(1~4mg/L)。

一般来说,总胆红素<34μmol/L 的黄疸,视诊不易察出,称为隐性黄疸;34~170μmol/L 为轻度黄疸;170~340μmol/L 为中度黄疸;>340μmol/L 为高度黄疸。完全阻塞性黄疸,总胆红素为 340~510μmol/L;不完全阻塞为 170~265μmol/L;肝细胞性黄疸为 17~200μmol/L;溶血性黄疸,总胆红素<85μmol/L。

4. 反映肝合成储备功能的项目

反映肝细胞合成代谢功能的指标有总蛋白、白蛋白、免疫球蛋白、凝血酶原时间。一旦肝合成功能下降,以上指标在血液中浓度随之降低,其降低程度与肝合成功能损害程度呈正相关。血清麝浊试验(简称 TTT),反映肝实质损伤的程度,也是肝蛋白质代谢功能紊乱的一种定性试验,其升高的程度基本与肝损伤的程度平行。

白蛋白是在肝制造的,当肝功能受损时,白蛋白产生减少,其降低程度与肝炎的严重程度是相平行的。慢性肝炎和重型肝炎及肝硬化患者血清白蛋白浓度降低。白蛋白在体内起到营养细胞和维持血管内渗透压的作用。当白蛋白减少时,血管内渗透压降低,患者可出现腹水。球蛋白是机体免疫器官制造的,当体内存在病毒等抗原时,球蛋白产生增加。

参考值:白蛋白为 35~50g/L,球蛋白为 20~30 g/L,白蛋白/球蛋白比值为 1.3~2.5。

5. 反映肝纤维化和肝硬化的项目

慢性肝炎和肝硬化患者的白蛋白产生减少,而同时球蛋白产生增加,造成白蛋白/球蛋白比值倒置。慢性乙型肝炎患者,长期白蛋白/球蛋白比例倒置,警惕有肝硬化迹象。白蛋白的水平在一定程度上反映了正常肝细胞的数量,若白蛋白值在病程中逐渐减少,则表示病情较重,预后不好;治疗后白蛋值上升,提示治疗有效;白蛋白值减少到25g/L以下时,容易发生腹水。球蛋白值升高,一般表示肝内有炎症改变。当白蛋白/球蛋白比值<1时,称为白蛋白/球蛋白比值倒置。病情恶化时,白蛋白/球蛋白比值下降。若倒置,常提示有慢性肝实质性损害,预后较差。

凝血酶原时间延长揭示肝合成各种凝血因子的能力降低。肝是血液凝血因子的主要场所,当凝血酶原活动度降低时,常反映肝细胞的损害程度,常引起出血、淤血等临床表现。

6. 反映肝肿瘤的血清标志物

甲胎蛋白是用于诊断原发性肝癌的生化检验指标。虽然甲胎蛋白升高,但此时大多数肝癌患者无明显症状。少数肝炎和肝硬化、生殖腺恶性肿瘤等情况下甲胎蛋白也会升高,但升高的幅度不如原发性肝癌那样高。另外,有些肝癌患者甲胎蛋白值可以正常,故应同时进行影像学检查如B超、CT、磁共振成像(MRI)和肝血管造影等,以此增加诊断的可靠性。

7. 肝功能检查能检查出乙型肝炎吗

在常规的体检中,肝功能的检查是必不可少的检查项目之一。肝功能检查在于探查肝有无疾病、肝损害程度以及查明肝病原因、判断预后和鉴别发生黄疸的病因等,以确保及时准确地了解肝功能基本情况,保障肝的正常运行。因此,肝功能检查是不能检查出乙型肝炎的。对于乙型肝炎的检查需要做乙肝五项的检查才能诊断出来,从乙肝五项的检查结果中来判断是否感染了乙肝病毒。

8. 肝功能检查前注意事项

(1)空腹检查:肝功能检查多项测定值与饮食有一定关系。因此肝功能检查前一天晚餐应避免饮酒,不要进食高脂肪、高蛋白食物,晚上9时后不要再进食,检查当天不能吃早餐。肝功能检查应为空腹时抽血,空腹时间一般为8~12小时。

(2)禁止剧烈活动:肝功能检查当天早上不能进行体育锻炼或剧烈运动,应安静休息20分钟后再抽血化验。

(3)尽量避免在静脉输液期间或在用药4小时内做肝功能检查:如果身体条件允许,最好在做肝功能检查前3~5天停药。通常用药剂量越大,间隔时间越短,对肝功能检查结果的干扰越大。影响肝功能检查结果的药物有异烟肼、利福平、氯丙嗪、水杨酸制剂等。

(4)不能食用含有丰富胡萝卜素、叶黄素的食物:肝功能检查前一天,食用含有丰富胡萝卜素、叶黄素的食物会使血清呈黄色,影响黄疸指数测定结果;高脂肪餐可使血脂增高,因此需在抽血前10小时禁止食用含脂肪类的膳食。

三、肾 功 能

肾是排泄水分、代谢产物和废物,保留有用物质,以维持体内水、电解质和酸碱平衡的重要器官。此外,肾还分泌一些重要的生理活性物质,如肾素和促红细胞生成素等,具有调节血压、内分泌和造血等重要功能。检查肾功能对肾病的诊断和疗效判断具有十分重要的意义。

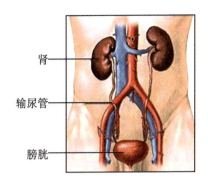

1. 血肌酐

参考值：成年人，男 79.6～132.6μmol/L，女 70.7～106.1μmol/L；小儿，26.5～62.0μmol/L。全血 88.4～159.1μmol/L。

临床意义：增加，见于肾衰竭、尿毒症、心力衰竭、巨人症、肢端肥大症、水杨酸盐类药物治疗等。减少，见于进行性肌萎缩、白血病、贫血等。

2. 血尿素氮

参考值：3.2～7.0mmol/L。

临床意义：升高，见于急、慢性肾炎，重症肾盂肾炎，各种原因所致的急、慢性肾功能障碍，心力衰竭，休克，烧伤，失水，大量内出血，肾上腺皮质功能减退症，前列腺肥大，慢性尿路梗阻等。

3. 血尿酸

参考值：成年人，男 149～417μmol/L；女 89～357μmol/L。>60岁，男 250～476μmol/L；女 190～434μmol/L。

临床意义：增加，见于痛风，急、慢性白血病，多发性骨髓瘤，恶性贫血，肾衰竭，肝衰竭，红细胞增多症，妊娠反应，剧烈活动及高脂肪餐后等。

4. 尿肌酐

参考值:婴儿 88～176μmol/(kg·d);儿童 44～352μmol/(kg·d);成年人 7～8mmol/d。

临床意义:增高,见于饥饿、发热、急慢性消耗性疾病、剧烈运动后等。减低,见于肾衰竭、肌萎缩、贫血、白血病等。

5. 尿蛋白

参考值:定性,阴性。

临床意义:正常人每日自尿中排出 40～80mg 蛋白,上限不超过 150mg,其中主要为白蛋白,其次为糖蛋白和糖肽。这些蛋白约 60% 来自血浆,其余的来源于肾、泌尿道、前列腺的分泌物和组织分解产物,包括尿酶、激素、抗体及其降解物等。尿蛋白生理性增加,见于体位性蛋白尿、运动性蛋白尿、发热、情绪激动、过冷过热的气候等。

6. 选择性蛋白尿指数

参考值:选择性蛋白尿指数<0.1,表示选择性好;选择性蛋白尿指数 0.1～0.2,表示选择性一般;选择性蛋白尿指数>0.2,表示选择性差。

临床意义:当尿中排出大分子 IgG 的量少时,表示选择性好。相反,表示选择性差。

7. $β_2$-微球蛋白清除试验

参考值:23～62μl/min。

临床意义:增高,见于肾小管损害。本试验是了解肾小管损害程度的可靠指标,特别有助于发现轻型患者。

8. 尿素清除率

参考值:标准清除值 0.7～1.1ml/(s·1.73m^2)[0.39～0.63ml/(s·m^2)],最大清除值 1.0～1.6ml/(s·1.73m^2)[0.58～0.91ml/(s·m^2)]。

临床意义:见菊粉清除率。儿童纠正清除值=1.73/儿童体表面积×实得清除值。儿童体表面积与成年人相差甚大,纠正公式为最大清除值=1.73/儿童体表面积×实得清除值。

9. 血内生肌酐清除率

参考值:血浆,一般情况下,成年人 0.80～1.20ml/(s·m^2)。尿液,成年人,男 0.45～1.32ml/(s·m^2),女 0.85～1.29ml/(s·m^2);50岁以上,每年下降 0.006ml/(s·m^2)。

内生肌酐清除率降至 0.5～0.6ml/(s·m^2)[52～63ml/(min·1.73m^2)]时为肾小球滤过功能减退,如<0.3ml/(s·m^2)[31ml/(min·1.73m^2)]为肾小球滤过功能严重减退。在慢性肾炎或其他肾小球病变的晚期,由于肾小管对肌酐的排泌相应增加,使其测定结果较实际者高。同样,在慢性肾炎患者,由于肾小管基膜通透性增加,更多的内生肌酐从肾小管排出,其测得值也相应增高。

10. 尿素氮/肌酐比值

参考值:12∶1～20∶1

临床意义:增高,见于肾灌注减少(失水、低血容量性休克、充血性心力衰竭等)、尿路阻塞性病变、高蛋白餐、分解代谢亢进状态、肾小球病变、应用糖皮质类固醇激素等。降低,见于急性肾小管坏死。

11. 酚红排泄试验

参考值:15 分钟,0.25～0.51(0.53);30 分钟,0.13～0.24

(0.17);60分钟,0.09~0.17(0.12);120分钟,0.03~0.10(0.06);120分钟总量0.63~0.84(0.70)。

临床意义:肾小管功能损害50%时,开始表现有酚红排泄率的下降。降低,见于慢性肾小球肾炎、慢性肾盂肾炎、肾血管硬化症、范可尼综合征、心力衰竭、休克、重症水肿、妊娠后期、尿路梗阻、膀胱排尿功能不全等。

四、电解质

1. 钾

参考值:3.5~5.5mmol/L。

临床意义:①增高,见于摄入过多,如输入大量库存血、补钾过快过多、过度使用含钾药物。钾排泄障碍,见于肾衰竭、肾上腺皮质功能减退症、长期使用保钾利尿药物、长期低钠饮食。细胞内钾外移增加,如大面积烧伤、创伤、组织挤压伤、低醛固酮血症、重度溶血等。②减低,见于肾上腺皮质功能亢进症、严重呕吐、腹泻、服用利尿药和胰岛素、钡盐中毒、代谢性碱中毒、低钾饮食等。

2. 钙

参考值:2.1~2.6mmol/L。

临床意义:增高,见于维生素D过多症、结节病、急性骨萎缩、甲状旁腺功能亢进症、多发性骨肿瘤、血液中二氧化碳张力增加等。

3. 钠

参考值:135~145mmol/L。

临床意义:增高,见于垂体前叶肿瘤、肾上腺皮质功能亢进症、严重脱水、中枢性尿崩症、过多输入含钠盐溶液、脑外伤、脑血管意外等。减低,见于糖尿病、肾上腺皮质功能不全、消化液丢失过多(如呕吐、腹泻)、严重肾盂肾炎、肾小管严重损害、应用利尿药、大量出汗、大面积烧伤、尿毒症的多尿期等。

4. 磷

参考值:0.87～1.45mmol/L。

临床意义:增高,见于慢性肾炎尿毒症、甲状旁腺功能减退症、维生素 D 过多症、多发性骨髓瘤及骨折愈合期等。减低,见于佝偻病、软骨病、糖尿病、肾小管病变、甲状旁腺功能亢进症、维生素 D 过少症、长期吸收不良及腹泻致磷摄入减少等疾病。

5. 镁

参考值:0.8～1.2mmol/L。

临床意义:增高见于甲状腺功能减退症、甲状旁腺功能减退症、艾迪生病、肾衰竭、多发性骨髓瘤、严重脱水、关节炎、镁制剂治疗过量、糖尿病昏迷等。减低见于呕吐、腹泻、使用利尿药、慢性肾衰竭、甲状腺功能亢进症、甲状旁腺功能亢进症、长期使用糖皮质激素者、高钙血症、糖尿病酮性酸中毒、低白蛋白血症、长期使用氨基糖苷类抗生素等。

6. 铁

参考值:男,8.95～28.64μmol/L;女,7.16～26.85μmol/L。

临床意义:增高见于贫血、急性病毒性肝炎、肝坏死、维生素 B_6 缺乏症、铅中毒、雌激素及铁剂治疗时。减低,见于缺铁性贫血、感染、尿毒症、痔、溃疡病、子宫功能性出血、饮食中缺铁或铁吸收障碍、恶性肿瘤等。

7. 锌

参考值:7.65～22.95μmol/L。

临床意义：减低，青少年可产生生长迟缓、贫血；成年人可见于急性心肌梗死、酒精性肝硬化、慢性感染、胃肠吸收障碍、肾病综合征、急性传染病、急性白血病、长期多汗、反复失血等。增高，见于急性锌中毒、溶血、甲状腺功能亢进症等。

8. 铜

参考值：男，10.99～21.98μmol/L；女，12.56～24.34μmol/L。

临床意义：增高，见于风湿热、白血病、贫血、结核、甲状腺功能亢进症、肾病透析者、恶性肿瘤、心肌梗死、肝硬化、各种感染等。减低，见于肝硬化、营养不良、吸收不良、肾病综合征所致的低蛋白血症、脑组织萎缩。

9. 汞

参考值：用原子吸收光谱法，＜0.25μmol/L。
临床意义：增高，常见于汞中毒。

10. 硒

参考值：用荧光法，1.27～4.32μmol/L。
临床意义：降低，见于贫血、心肌损害、恶性肿瘤等。增高，见于硒中毒、白内障、肝硬化等。

五、血　脂

临床上常用的化验项目主要包括总胆固醇、三酰甘油、高密度脂蛋白胆固醇、低密度脂蛋白胆固醇、载脂蛋白 A、载脂蛋白 B 6 项。

1. 参考值

血浆总胆固醇:3.36～5.78mmol/L(130～200mg/dl)。

血浆三酰甘油:男性为0.45～1.81mmol/L(40～160mg/dl)。女性为0.23～1.22mmol/L(20～108mg/dl)。

血浆中低密度脂蛋白胆固醇:0.9～2.19mmol/L(35～85mg/dl)。

血浆中低密度脂蛋白胆固醇:＜3.12mmol/L(120mg/dl)。

载脂蛋白A:110～160mg/dl。

载脂蛋白B:69～99mg/dl。

当发现血脂化验单上的以上数值超出正常范围时,首先应检查血的样本是否在空腹状态下采取的。一般要求患者在采血前一天晚10时开始禁食。其次还应注意受试者的饮酒情况,因为饮酒能明显升高血浆中三酰甘油及高密度脂蛋白胆固醇的浓度。再次,在分析结果时,应考虑到脂质和脂蛋白水平本身有较大的生物学波动,其中部分是由于季节变化、月经周期及伴发疾病等原因所导致。最后,从临床角度寻找原因。

胆固醇和三酰甘油的来源

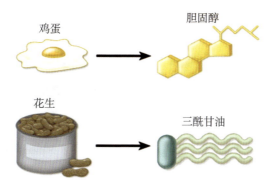

2. 临床意义

(1)总胆固醇:增加见于胆道梗阻、肾病综合征、慢性肾小球肾炎、淀粉样变性、动脉粥样硬化、高血压、糖尿病、甲状腺功能减退症、传染性肝炎、门脉性肝硬化、某些慢性胰腺炎、自发性高胆固醇血症、家族性高 α-脂蛋白血症、老年性白内障及银屑病等。减少见于严重贫血、急性感染、甲状腺功能亢进症、脂肪痢、肺结核、先天性血清脂蛋白缺乏及营养不良。

(2)三酰甘油:增高见于高脂血症、动脉粥样硬化、冠状动脉粥样硬化性心脏病、糖尿病、肾病综合征、胆道梗阻、甲状腺功能减退症、急性胰腺炎、糖原贮积症、原发性三酰甘油增多症。

(3)高密度脂蛋白胆固醇:减少,提示易患冠状动脉粥样硬化性心脏病。

(4)低密度脂蛋白胆固醇:增多,提示易患动脉粥样硬化所导致的冠状动脉粥样硬化性心脏病、脑血管病。

(5)载脂蛋白:载脂蛋白 A、载脂蛋白 B 可用于心脑血管风险度的估计。载脂蛋白 A 下降和载脂蛋白 B 增高在心脑血管疾病最为明显,还见于高脂蛋白血症和其他异常脂蛋白血症。

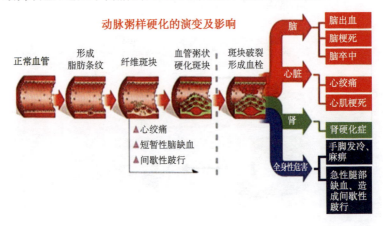

六、血　糖

1. 什么是血糖

血液中的糖称为血糖,绝大多数情况下都是葡萄糖。体内各组织细胞活动所需的能量大部分来自葡萄糖,所以血糖必须保持一定的水平才能维持体内各器官和组织的需要。

2. 血糖参考值及其意义

(1)空腹全血血糖

①一般空腹全血血糖(正常血糖)为 3.9～6.1mmol/L(70～110mg/dl),血浆血糖为 3.9～6.9mmol/L(70～125mg/dl)。

②空腹全血血糖≥6.7mmol/L(120mg/dl)、血浆血糖≥7.8mmol/L(140mg/dl),2 次重复测定可诊断为糖尿病。

③当空腹全血血糖在 5.6mmol/L(100mg/dl)以上,血浆血糖在 6.4mmol/L(115mg/dl)以上,应做糖耐量试验。

④当空腹全血血糖超过 11.1mmol/L(200mg/dl)时,表示胰岛素分泌极少或缺乏。因此,空腹血糖显著增高时,不必进行其他检查,即可诊断为糖尿病。

(2)餐后血糖

①餐后 1 小时:血糖 6.7～9.4mmol/L。最多也不超过 11.1mmol/L(200mg/dl)。

②餐后 2 小时:血糖≤7.8mmol/L。

③餐后 3 小时:第 3 小时后恢复正常,各次尿糖均为阴性。

(3)血糖仪测量血糖(毛细血管全血)

①血糖仪的测定范围:1.1～33.3mmol/L。若<1.1mmol/L 显示"LOW";>33.3mmol/L 显示"HIGH"。

②正常人空腹血糖:3.9～6.1mmol/L。

③正常人餐后血糖:<7.8mmol/L。餐后2小时血糖,<11.1mmol/L。

④正常人低血糖:≤2.8mmol/L。

⑤糖尿病患者低血糖:≤3.9mmol/L。

3. 空腹血糖检测

是诊断糖代谢紊乱最常用和最重要的指标。

(1)标本来源:可分为血浆和血清,以血浆标本检测较为方便,且结果也最为可靠。

(2)影响因素:肝功能、内分泌激素、神经因素、抗凝血药和检测方法等。

(3)常用检测方法:葡萄糖氧化酶法,3.9~6.1mmol/L;邻甲苯胺法,3.9~6.4mmol/L。

(4)临床意义:空腹血糖检测是诊断糖尿病的重要依据,也是判断糖尿病病情和控制程度的主要指标。

①空腹血糖增高:增高而又未达到诊断糖尿病的标准时,称为空腹血糖过高(IFG);空腹血糖>7.0mmol/L时称为高血糖症。增高的原因分为生理性增高和病理性增高。生理性增高见于餐后、高糖饮食、应激反应等。病理性增高,见于各型糖尿病;内分泌疾病;应激性因素;药物影响;肝脏和胰腺疾病;其他。

②空腹血糖减低:空腹血糖≤3.9mmol/L时称为血糖减低,当空腹血糖≤2.8mmol/L时称为低血糖症。

减低的原因分为生理性减低和病理性减低。生理性减低,见于饥饿、长期剧烈运动、妊娠期等。病理性减低,见于胰岛素过多、对抗胰岛素的激素分泌不足、肝糖原储存缺乏、急性乙醇中毒、先天性糖原代谢酶缺乏、消耗性疾病、非降血糖药物影响、特发性低血糖症。

4. 指尖血糖监测

是采取指端血后用便携式血糖仪经常性地观察和记录患者血糖水平的方法。该法具有可靠、易行、操作方便、易于标准化、重复性好、痛苦小等优点，是目前应用最广的血糖监测方法，但是检测结果的准确性差。

5. 血糖监测的目的与意义

(1)糖尿病管理中的重要组成部分。

(2)有助于评估糖尿病患者糖代谢紊乱的程度，制订合理的控制血糖方案。

(3)反映控制血糖治疗的效果，并指导治疗方案的调整。

(4)适应证：高危人群（有家族糖尿病病史、肥胖、高血压、血脂异常、脂肪肝、冠状动脉粥样硬化性心脏病等）。

6. 指尖血糖的监测频率和时间

(1)4次：空腹、午餐前、晚餐前和晚上睡前，或者是空腹血糖和三餐后2小时血糖。

(2)6次：早、午、晚餐前以及早、午、晚餐后2小时。

(3)7次：三餐前后加睡前，必要时加测夜间（一般为凌晨3时）的血糖。

7. 血糖仪的使用方法

(1)选择采血部位

①首选环指，其次是中指和小指，不推荐测示指和拇指。

②选择指腹两侧，不要选择指尖和指腹。

③观察手指有无水肿或感染以及皮肤的薄厚，有无角化层。

④测试血糖时应轮换采血部位，避免采血部位形成硬痂。

(2)消毒采血部位

①选用75%乙醇消毒局部。
②须等消毒残余乙醇晾干后方可采血。
③用两根棉签消毒。

(3)安装试纸：插入试纸后立即盖好试纸瓶盖，将试纸正面朝上插入血糖仪测量口，将试纸推到底，血糖仪自动开启。确保血糖仪显示的代码和试纸瓶上标注的代码相一致。

(4)采血
①末梢循环差者，使被采血手臂下垂10～15秒，推压手指两侧血管至指前端1/3处，切记勿挤压！可搓手或用热水泡手。
②用采血针刺采血部位，将第一滴血弃去，再次获得一小滴饱满血样。

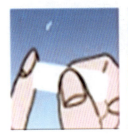 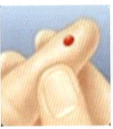 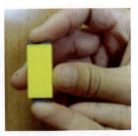

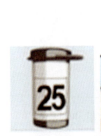 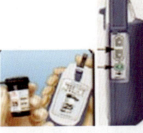 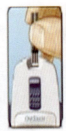 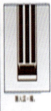

(5)吸血：当屏幕上出现闪烁的血滴符号时，将血滴轻触试纸顶部区域，血样将被自动吸入狭小道内。保持血滴紧靠在试纸顶端的边缘以吸取血样，直到试纸的确认窗完全被血样充满为止。

采血时让采血点朝上。用棉签按压1～2分钟。

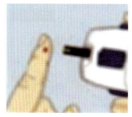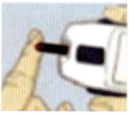

(6)等待结果并记录:血糖测量结果将在血糖仪从5秒倒数到1秒后和时间日期一起显示在屏幕上。推动试纸弹出推杆,试纸弹出,仪器自动关机。

8. 血糖试纸的存放和操作

(1)血糖试纸保存在凉爽、干燥的区域内,温度不要超过30℃,勿冷藏。

(2)保存在原装试纸瓶中。

(3)取出试纸后立即盖紧瓶盖,并立即使用。

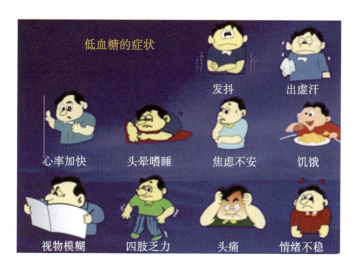

(4) 开瓶后 3 个月,请将剩余的试纸丢弃。
(5) 勿使用受潮、弯曲、有划痕或过期的试纸。
(6) 每张试纸只能使用 1 次,用毕立即丢弃。

七、糖耐量试验与胰岛素释放试验

1. 什么是糖耐量试验

糖耐量试验,也称葡萄糖耐量试验,是诊断糖尿病的一种实验室检查方法。主要有静脉和口服两种,前者称静脉糖耐量试验,后者称口服糖耐量试验。静脉糖耐量试验只用于评价葡萄糖利用的临床研究手段或胃切除后、吸收不良综合征等特殊患者。口服糖耐量试验则是临床最常见的检查手段。

2. 糖耐量试验的适应证

(1) 临床疑有糖尿病,单凭血糖化验结果不能确定者。
(2) 已确诊糖尿病,需对患者血糖分泌峰值、胰岛素分泌功能、C 肽等做全面了解。
(3) 其他原因引起的糖尿鉴别,如肾性糖尿、滋养性糖尿等。

3. 糖耐量试验的方法

(1) 试验前每天糖类(碳水化合物)摄入量不少于 150g,有正常的体力活动至少 3 天。
(2) 过夜空腹 10~14 小时。
(3) 试验前禁用酒、咖啡、茶,保持情绪稳定。
(4) 早晨抽空腹血,然后饮用含 75g 葡萄糖的水 250~300ml,5 分钟内饮完(若空腹血糖>15.0mmol/L 或胰岛素依赖型糖尿病,有酮症倾向者以 100g 面粉馒头替代,10~15 分钟吃完)。
(5) 分别于饮糖水或吃完馒头后 60 分钟、120 分钟、180 分钟各抽血1次,测定血糖值。

4. 糖耐量试验的正常值及临床意义

(1)正常值:空腹血糖 3.9～6.1mmol/L;餐后 1 小时血糖上升达高峰,血糖＜11.1mmol/L;餐后 2 小时,血糖下降,＜7.8mmol/L;餐后 3 小时,血糖下降,血糖在空腹值。

(2)临床意义:①确诊糖尿病。空腹血糖≥7.0mmol/L 或餐后血糖≥11.1mmol/L。②了解血糖波动范围,分析糖尿病稳定程度。正常人空腹血糖波动范围为 3.9～6.1mmol/L,糖尿病患者空腹血糖与餐后 3 小时血糖值差越小越稳定,反之则不稳定。

5. 什么是胰岛素释放试验

胰岛素释放试验,就是让患者口服葡萄糖或用馒头餐来刺激胰岛 B 细胞释放胰岛素,通过测定空腹及服糖后 60 分钟、120 分钟、180 分钟的血浆胰岛素水平,来了解胰岛 B 细胞的储备功能,也有助于糖尿病的分型及指导治疗。

6. 胰岛素释放试验的方法

该试验常与口服糖耐量试验同时进行,应禁食一夜后次日清晨空腹状态下采血。许多生理和药物因素影响血糖值和胰岛素的分泌,如做试验时的情绪、禁食时间的长短等。另外,有些药物(如茶碱类、糖皮质激素、口服避孕药等)应停服 3 天后再进行试验。测定空腹、服糖后 30 分钟、60 分钟、120 分钟、180 分钟的血清胰岛素浓度,正常人的胰岛素分泌常与血糖值呈平行状态,在服糖后 30～60 分钟达到峰值,其浓度为空腹值的 5～10 倍,达到峰值后的胰岛素测定值较峰值应有一个明显的下降,180 分钟的测定值应只比空腹值略高。这组试验主要是用于判定胰岛 B 细胞的分泌功能。胰岛素依赖型糖尿病空腹值低,服糖后仍无反应或反应低下,呈不反应型。非胰岛素依赖型糖尿病空腹值正常或增高,服糖后胰岛素水平增加甚至过强,峰值到来的晚,常在120分钟,甚至180分钟出现,但该型糖尿病在晚期也可呈不反应型。

7. 胰岛素释放试验的参考值

成年人空腹胰岛素参考值:10～20mU/L。

餐后正常人血清胰岛素峰值为空腹时的5～10倍,峰值一般出现在餐后30～60分钟(与进食种类有关:饮用葡萄糖峰值出现快,食用馒头则峰值出现慢),2小时胰岛素＜30mU/L,3小时后接近空腹值。

8. 胰岛素释放试验结果的临床意义

糖尿病患者的胰岛素释放试验曲线可分为以下3种类型。

(1)胰岛素分泌不足型:为试验曲线呈低水平状态,表示胰岛功能衰竭或遭到严重破坏,说明胰岛素分泌绝对不足,见于胰岛素依赖型糖尿病,需终身胰岛素治疗。

(2)胰岛素分泌增多型:患者空腹胰岛素水平正常或高于正常,刺激后曲线上升迟缓,高峰在2小时或3小时,多数在2小时达到高峰,其峰值明显高于正常值,提示胰岛素分泌相对不足,多见于非胰岛素依赖型糖尿病肥胖者。该型患者经严格控制饮食、增加运动、减轻体重或服用降血糖药物,常可获得良好控制。

(3)胰岛素释放障碍型:空腹胰岛素水平略低于正常或稍高,刺激后呈迟缓反应,峰值低于正常。多见于成年起病、体型消瘦或正常的糖尿病患者。该型患者应用磺脲类药物治疗有效。

9. C肽释放试验

C肽是胰岛B细胞的分泌产物,它与胰岛素有一个共同的前体——胰岛素原。1个分子的胰岛素原在特殊的作用下,裂解成1个分子的胰岛素和1个分子的C肽,因此在理论上C肽和胰岛素是等同分泌的。血中游离的C肽生理功能尚不很清楚,但C肽不被肝破坏,半衰期较胰岛素明显为长,故测定 C 肽水平更能反映胰岛 B 细胞合成与释放胰岛素的功能。

对已经应用胰岛素治疗的患者,体内产生的胰岛素抗体可干扰胰岛素测定;同时现在采用的放免法测定胰岛素,也分辨不出是内生胰岛素还是外源性胰岛素,给了解胰岛 B 细胞的功能带来困难,而 C 肽与胰岛素之间有相当稳定的比例关系,且不受胰岛素抗体的干扰,注射的外源性胰岛素又不含 C 肽,所以测定血中 C 肽水平,可以反映内生胰岛素的水平,了解 B 细胞的功能。

10. C 肽释放试验的参考值

空腹 C 肽,0.3～1.3nmol/L。C 肽释放试验,峰时在口服葡萄糖后 30～60 分钟出现,其峰值为空腹 C 肽的 5～6 倍。

11. C 肽释放试验的临床意义

(1)C 肽测定常用于糖尿病的分型,其意义与血清胰岛素一样。胰岛素依赖型糖尿病由于胰岛 B 细胞大量被破坏,C 肽水平低,对血糖刺激基本无反应,整个曲线低平;非胰岛素依赖型糖尿病 C 肽水平正常或高于正常;口服葡萄糖后高峰延迟或呈高反应。

(2)因为 C 肽不受胰岛素抗体干扰,对接受胰岛素治疗的患者,可直接测定 C 肽浓度,以判定患者的胰岛 B 细胞功能。C 肽测定还用于指导胰岛素用药的治疗,可协助确定患者是否继续使用胰岛素还是只需口服降血糖药物或饮食治疗。

(3)C 肽可用于低血糖的诊断与鉴别诊断,特别是医源性胰岛素引起的低血糖,若 C 肽超过正常,可认为是胰岛素分泌过多所致,如 C 肽低于正常,则为其他原因所致;对胰岛移植和胰腺移植的患者,C 肽测定可以了解移植是否存活和 B 细胞的功能;C 肽测定还可以用于胰腺肿瘤治疗后复发与否的诊断。

(4)C 肽测定有助于胰岛细胞瘤的诊断及判断胰岛素瘤手术

效果，胰岛素瘤血中C肽水平偏高，若手术后血中C肽水平仍高，说明有残留的瘤组织，若随访中C肽水平不断上升，揭示肿瘤有复发或转移的可能。

(5) C肽和胰岛素同时测定，还可以帮助了解肝的变化，因为每次血液循环胰岛素都被正常肝降解一半，C肽很少被肝代谢，测定外周血C肽/胰岛素比值，可以估计肝处理胰岛素的能力。

八、糖化血红蛋白

人体血液中红细胞内的血红蛋白与血糖结合的产物是糖化血红蛋白，血糖和血红蛋白的结合生成糖化血红蛋白是不可逆反应，并与血糖浓度成正比，且保持120天左右，所以可以观测到120天之前的血糖浓度。糖化血红蛋白的英文代号为HbA1c。糖化血红蛋白测试通常可以反映患者近8～12周的血糖控制情况。

1. 与血糖的关系

血糖是从食物中的糖类分解而来的血液中的单糖，通常仅指葡萄糖。血糖测试结果反映的是即刻的血糖水平。糖化血红蛋白是糖尿病诊断新标准和治疗监测的"金标准"。随着人们对糖尿病知识的逐步了解，多数人已意识到空腹和餐后2小时血糖监测的重要性，并常常把二者的测定值作为控制血糖的标准。其实不然，空腹血糖和餐后2小时血糖是诊断糖尿病的标准，而衡量糖尿病控制水平的标准是糖化血红蛋白。空腹血糖和餐后血糖是反映某一具体时间的血糖水平，容易受到进食和糖代谢等相关因素的影响。糖化血红蛋白可以稳定可靠地反映出检测前120天内的平均血糖水平，且受抽血时间、是否空腹、是否使用胰岛素等因素干扰不大。因此，国际糖尿病联盟推出了新版的《亚太地区2型糖尿病防治指南》，明确规定糖化血红蛋白是国际公认的糖尿病监控"金标准"。如果空腹血糖或餐后血糖控制不好,糖化血红蛋白就不可能达标。

2. 监测意义

(1)与血糖值相平行:血糖越高,糖化血红蛋白就越高,所以能反映血糖控制水平。

(2)生成缓慢:由于血糖是不断波动的,每次抽血只能反映当时的血糖水平,而糖化血红蛋白则是逐渐生成的,短暂的血糖升高不会引起糖化血红蛋白的升高;反过来,短暂的血糖降低也不会造成糖化血红蛋白的下降。由于吃饭不影响其测定,故可以在餐后进行测定。

(3)一旦生成就不易分解:糖化血红蛋白相当稳定,不易分解,所以它虽然不能反映短期内的血糖波动,却能很好地反映较长时间的血糖控制程度,糖化血红蛋白能反映采血前2~3个月的平均血糖水平。

(4)较少受血红蛋白水平的影响:糖化血红蛋白是指其在总血红蛋白中的比例,所以不受血红蛋白水平的影响。

3. 控制标准

糖化血红蛋白能够反映过去2~3个月血糖控制的平均水平,它不受偶尔一次血糖升高或降低的影响,因此对糖化血红蛋白进行测定,可以比较全面地了解过去一段时间的血糖控制水平。世界权威机构对于糖化血红蛋白有着明确的控制指标,美国糖尿病学会(ADA)建议糖化血红蛋白控制在<7%,国际糖尿病联盟(IDF)建议糖化血红蛋白控制标准为<6.5%,目前我国将糖尿病患者糖化血红蛋白的控制标准定为6.5%以下。

糖化血红蛋白与血糖的控制情况:4%~6%,血糖控制正常;6%~7%,血糖控制比较理想;7%~8%,血糖控制一般;8%~9%,控制不理想,需加强血糖控制,多注意饮食结构及运动,并在医师指导下调整治疗方案；＞9％，血糖控制很差，是慢性并发症发生发展的危险因素，可能引发糖尿病肾病、动脉硬化、白内障等并发症，并有可能出现酮症酸中毒等急性并发症。

糖化血红蛋白 %	水平	平均血糖水平 mg/dl	mmol/L
14.0		360	20
13.5			
13.0	显著升高，必须采取相关措施	300	18.3
12.5			
12.0		300	16.7
11.5			
11.0		270	15
10.5			
10.0		240	13.3
9.5	升高，应采取有关措施		
9.0		210	11.7
8.5			
8.0	轻度升高，糖尿病有效控制的目标	180	10
7.5			
7.0		150	8.3
6.5			
6.0		120	6.7
5.5			
5.0	正常范围	90	5
4.5			
4.0		60	3.3

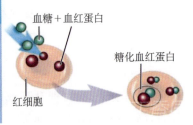

九、血凝检查

1. 血凝检查的意义

开展凝血实验对临床各科的疾病诊断具有很大的意义，除了对出血疾病的筛选与诊断外，还用于血栓前状态的检查、弥散性血管内凝血(DIC)的实验诊断以及对各种抗凝治疗者的用药指导和预后估计等,主要用于以下情况的检查。

(1)所有手术前检查:外科手术(普外、骨外、妇产、五官、心脏等手术)检查患者的出凝血机制,以免术中发生危险。

(2)监测抗凝及溶栓治疗:如置换心脏瓣膜手术后、肝素治疗、口服抗凝血药(华法林、香豆素等)减少临床治疗出血发生率。

(3)血栓前状态监测:心肌梗死、静脉血栓。

(4)弥散性血管内凝血。

(5)先天性及获得性凝血因子缺乏。

(6)各类肝病及纤维蛋白原缺乏所致的出血倾向。

(7)凝血酶原及纤维蛋白原缺乏所致的出血倾向。

(8)动脉粥样硬化。

(9)中医活血化瘀的诊疗研究。

2. 检查内容

(1)血浆凝血酶原时间(prothrombin time,PT)

①正常参考值:12~16秒。

②临床应用:凝血酶原时间是检查外源性凝血因子的一种过筛试验,是用来证实先天性或获得性纤维蛋白原、凝血酶原和血因子Ⅴ、Ⅶ、Ⅹ的缺陷或抑制物的存在,同时用于监测口服抗凝血药的用量,是监测口服抗凝血药的首选指标,还可作为肝合成蛋白质功能的检测。据报道,在口服抗凝血药的过程中,维持凝血酶原时间在参考值的1~2倍最为适宜。

③延长:测定值超过正常参考值3秒。见于广泛而严重的肝实质性损伤,如急性重症肝炎及肝硬化;先天性外源凝血因子Ⅱ、Ⅴ、Ⅶ、Ⅹ减少及纤维蛋白原的缺乏;获得性凝血因子缺乏,如急性DIC消耗性低凝期、原发性纤溶亢进、阻塞性黄疸、维生素K缺乏;血液循环中有抗凝物质存在,如服用口服抗凝血药肝素和香豆素等。

④缩短:见于 DIC 早期呈高凝状态;血栓栓塞性疾病和其他血栓前状态(凝血因子和血小板活性增高及血管损伤等);口服避孕药;先天性凝血因子 V 增多。

⑤抗凝治疗监控:口服抗凝血药华法林,预期值约为参考值的 2 倍。凝血酶原时间活动度参考值为 75%～120%,降到＜40% 可能有出血倾向。

(2)活化部分凝血活酶时间(activated partial thromboplatin time,APTT)

①正常参考值:22～38 秒。

②临床应用:活化部分凝血活酶时间是检查内源性凝血因子的一种过筛试验,是用来证实先天性或获得性凝血因子Ⅷ、Ⅸ、Ⅺ的缺陷或是否存在它们相应的抑制物,同时,活化部分凝血活酶时间也可用来检查凝血因子Ⅻ、激肽释放酶原和高分子量激肽释放酶原是否缺乏,由于活化部分凝血活酶时间的高度敏感性和肝素的作用途径主要是内源性凝血途径,所以,活化部分凝血活酶时间成为监测普通肝素首选指标,前后之比 1.5～2.5 为佳。

③延长:测定超过正常参考值 10 秒。见于凝血因子Ⅷ、Ⅺ、Ⅻ缺乏症;血友病甲、血友病乙(凝血因子Ⅸ)部分血管性假血友病患者;严重的凝血酶原(凝血因子Ⅱ)及凝血因子 V、X 减少和纤维蛋白原缺乏,如肝病、阻塞性黄疸、新生儿出血症、肠道灭菌综合征、吸收不良综合征、口服抗凝血药及低(无)纤维蛋白血症等;血液循环中有抗凝血药存在,如抗凝因子Ⅷ或因子Ⅸ抗体等;系统性红斑狼疮及一些免疫性疾病。

④缩短:见于凝血因子Ⅷ、X 活性增高;血小板增多症;高凝状态,如促凝物质进入血液及凝血因子的活性增高等情况;DIC 高凝期、不稳定型心绞痛、脑血管病变、糖尿病血管病变、脑梗死、妊娠高血压综合征和肾病综合征,静脉穿刺不顺利混入组织液;血栓前状态和血栓性疾病,如心肌梗死、深静脉血栓形成。

⑤监控:肝素抗凝治疗中活化部分凝血活酶时间的预算期为

参考值的1.5～2.5倍。

(3)凝血酶时间(TT)

①正常参考值:11～14秒。

②临床应用:凝血酶时间是反映血浆内纤维蛋白原水平及血浆中肝素样物质的多少。前者增多和后者减少时凝血酶时间缩短,否则延长。可用于肝素用量的检测。

③延长:测定值超过正常参考值3秒。见于低(无)纤维蛋白血症或肝素、类肝素抗凝物质存在(系统性红斑狼疮、肝素、肾病),纤维蛋白原降解物(FDP)的增加(如DIC纤溶期),纤维蛋白原减少,纤维蛋白原功能障碍,纤维蛋白原分子异常,尿毒症。

④缩短:见于纤维蛋白原血症,钙离子存在时或标本有微小凝结块及pH呈酸性。

⑤监控:可用于粗略检测肝素抗凝治疗。

(4)纤维蛋白原

①正常参考值:2～4g/L。

②临床应用:纤维蛋白原即凝血因子Ⅰ,是凝血过程中的主要蛋白质,纤维蛋白原增高除生理情况下的应激反应和妊娠晚期外,主要见于急性感染、烧伤、动脉粥样硬化、急性心肌梗死、自身免疫性疾病、多发性骨髓瘤、糖尿病、妊娠高血压综合征及急性肾炎、尿毒症等,纤维蛋白原减少主要见于弥散性血管内凝血、原发性纤溶系统亢进、重症肝炎、肝硬化和溶栓治疗时。

③增加:见于机体感染,如毒血症、肝炎、胆囊炎及长期局部炎症;无菌性炎症,如糖尿病、肾病综合征、尿毒症、风湿热、恶性肿瘤、风湿性关节炎;糖尿病酸中毒;心血管疾病,如动脉硬化症、脑血栓、血栓性静脉炎、心肌梗死、放射治疗;妇女经期、妊娠晚期、妊娠高血压综合征及剧烈运动后;放射治疗后、灼伤、休克、外科大手术后、恶性肿瘤等。

④减少:见于慢性肝炎、肝硬化、急性肝萎缩;砷、氯仿、四氯化碳中毒;弥散性血管内凝血(因纤维蛋白原消耗及继发性纤溶

活性亢进,纤维蛋白原呈进行性下降);继发性纤维蛋白原缺乏症;原发性纤溶活性亢进性贫血及肺、甲状腺、子宫、前列腺手术。天冬酰胺酶治疗白血病。

⑤纤维蛋白原异常:纤维蛋白原异常是一种常染色体显性遗传性疾病。患者纤维蛋白原含量可能在正常范围。但纤维蛋白原有质的异常,临床可无症状或仅有轻度的出血倾向。

⑥监控:溶栓治疗的监控范围为 1.2~1.5g/L,<1.2g/L 时引起患者出血。

(5)D-二聚体:D-二聚体是纤维蛋白单体经活化因子Ⅷ交联后,再经纤溶酶水解所产生的一种特异性降解产物,是一个特异性的纤溶过程标记物。D-二聚体来源于纤溶酶溶解的交联纤维蛋白凝块。血浆 D-二聚体测定是了解继发性纤维蛋白溶解功能的一个试验。本试验的影响因素很多,结果判断时须加以考证。

①正常参考值:定性,阴性;定量,<200μg/L。

②临床应用:D-二聚体主要反映纤维蛋白溶解功能。增高或阳性见于继发性纤维蛋白溶解功能亢进,如高凝状态、弥散性血管内凝血、肾病、器官移植排斥反应、溶栓治疗等。

只要机体血管内有活化的血栓形成及纤维溶解活动,D-二聚体就会升高。心肌梗死、脑梗死、肺栓塞、静脉血栓形成、手术、肿瘤、弥散性血管内凝血、感染及组织坏死等均可导致 D-二聚体升高。特别是老年人及住院患者,因患菌血症等病易引起凝血异常而导致 D-二聚体升高。

十、肝炎标志物

1. 甲型肝炎病毒标志物

(1)甲型肝炎病毒抗原(HAVAg)和 RNA 测定

①参考值:ELISA 和 RIA 法,阴性。

②临床意义:HAVAg 阳性见于甲型肝炎患者,70%～87% 患者呈阳性。HAV-RNA 阳性对早期诊断甲型肝炎有特异性,可用于检测粪便排菌情况和水源、食物污染状况。

(2)甲型肝炎病毒抗体(抗-HAV)测定

①参考值:ELISA 法,抗-HAV IgM、抗-HAV IgA 均阴性;抗-HAV IgG 阳性可见于感染后的人群。

②临床意义:抗-HAV IgM 阳性是特异性早期诊断指标;抗-HAV IgG 阳性在恢复后期出现,并可持久存在,提示既往有感染,是获得免疫力的标志。

2. 乙型肝炎病毒标志物

(1)参考值:乙型肝炎各项指标 ELISA 法为阴性,RIA 法为阴性。

(2)临床意义

①HBsAg 阳性见于急性乙型肝炎的潜伏期,发病时达高峰;如果发病后 3 个月不转阴,则易发展成慢性乙型肝炎或肝硬化。携带者 HBsAg 也呈阳性。HBsAg 本身不具传染性,但因其常与 HBV 同时存在,常被用来作为传染性标志之一。

②抗-HBs 是一种保护性抗体。抗-HBs 阳性提示机体对乙肝病毒有一定程度的免疫力。抗-HBs 一般在发病后 3～6 个月才出现,可持续多年。注射过乙型肝炎疫苗或抗-HBs 免疫球蛋白者,抗-HBs 可呈现阳性反应。

③HBeAg 阳性表明乙型肝炎处于活动期,并有较强的传染性。孕妇阳性可引起垂直传播。HBeAg 持续阳性,表明肝细胞损害较重,且可转为慢性乙型肝炎或肝硬化。

④抗-HBe 阳性:乙型肝炎急性期即出现抗-HBe 阳性者,易进展为慢性乙型肝炎;慢性活动性肝炎出现抗-HBe 阳性者可进展为肝硬化;HBeAg 与抗-HBe 均阳性,且谷丙转氨酶升高时可进展为原发性肝癌。抗-HBe 阳性表示大部分乙肝病毒被消除,

复制减少,传染性减低,但并非无传染性。

⑤抗-HBc 作为 HBsAg 阴性的 HBV 感染的敏感指标,在 HBsAg 携带者中多为阳性。抗-HBc 检测也可用作乙型肝炎疫苗和血液制品的安全性鉴定和献血员的筛选。抗-HBc IgG 对机体无保护作用,其阳性可持续数十年甚至终身。

⑥HBeAg 阳性提示患者血清中有感染性的 HBV 存在,其含量较多,表示复制活跃,传染性强,预后较差。但不易检测,所以通常不包含在乙肝五项的检查中。

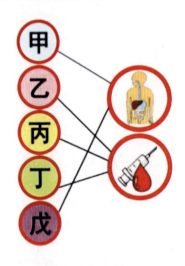

HBV 标志物检测与分析

HBsAg	HBeAg	抗 HBc	抗 HBe	抗 HBs	检测结果分析
+	+	−	−	−	急性乙型肝炎病毒感染早期,乙型肝炎病毒复制活跃
+	+	+	−	−	急性或慢性 HB,乙型肝炎病毒复制活跃

续表

HBsAg	HBeAg	抗HBc	抗HBe	抗HBs	检测结果分析
+	−	+	−	−	急性或慢性HB,乙型肝炎病毒复制减弱
+	−	+	+	−	急性或慢性HB,乙型肝炎病毒复制减弱
−	−	+	−	−	既往乙型肝炎病毒感染,未产生抗-HBs
−	−	+	+	−	抗-HBs出现前阶段,乙型肝炎病毒低度复制
−	−	+	−	+	乙型肝炎病毒感染恢复阶段
−	−	+	+	+	乙型肝炎病毒感染恢复阶段
+	+	+	−	+	不同亚型(变异型)乙型肝炎病毒再感染
+	−	−	−	−	HBV-DNA处于整合状态
−	−	−	−	+	病后或接种乙肝疫苗后获得性免疫
−	+	+	−	−	HBsAg变异的结果
+	−	−	+	+	表面抗原、e抗原变异

3. 丙型肝炎病毒标志物

(1)丙型肝炎病毒RNA(HCV-RNA)测定

①参考值:斑点杂交法和RT-PCR法,阴性。

②临床意义:a.丙型肝炎病毒感染的早期诊断,HCV-RNA阳性提示丙型肝炎病毒复制活跃,传染性强;转阴提示丙型肝炎

病毒复制抑制,预后较好。b. 动态观察 HCV-RNA 和抗-HCV 的变化,可作为预后判断和干扰素等药物疗效的评价指标。

(2)丙型肝炎病毒抗体(抗-HCV)检测

①参考值:ELISA 和 RIA 法,阴性。

②临床意义:a. 抗-HCV 阳性是有传染性的标志,并不是保护性抗体。b. 慢性丙型肝炎时,抗-HCV 的阳性率为 70%~80%,故阴性者不能排除患丙型肝炎的可能。c. IgM 主要用于早期诊断,持续阳性可作为发展为慢性肝炎的指标或提示病毒持续存在,并有复制能力。d. IgG 阳性提示有 HCV 感染,不能作为早期诊断指标。

4. 丁型肝炎病毒标志物

(1)丁型肝炎病毒抗原(HDVAg)和抗体(抗-HDV)测定

①参考值:IFA、RIA、ELISA 法,阴性。

②临床意义

抗原检测:HDVAg 出现较早,但仅持续 1~2 周。HDVAg 与 HBsAg 同时阳性,表示丁型肝炎病毒和乙型肝炎病毒同时感染,患者可迅速发展为慢性或急性重症肝炎。

抗体检测:a. IgG 阳性,只能在 HBsAg 阳性的血清中测得,是诊断丁型肝炎的可靠指标,即使丁型肝炎病毒感染终止后仍可保持多年;b. IgM 出现较早,一般持续 2~20 周,可用于丁型肝炎早期诊断。

(2)丁型肝炎病毒 RNA(HDV-RNA)测定

①参考值:RT-PCR 法,阴性。

②临床意义:HDV-RNA 阳性,可明确诊断为丁型肝炎。

5. 戊型肝炎病毒标志物

(1)戊型肝炎病毒抗体 IgM 和 IgG 测定

①参考值:RIA、ELISA 法,阴性。

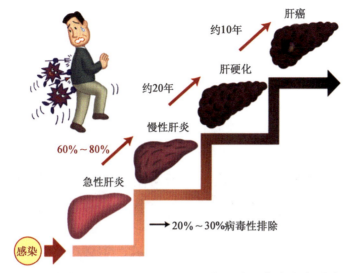

②临床意义:a. 抗 HEV-IgM 阳性,则可确诊患者受戊型肝炎病毒感染,是急性感染的诊断指标;b. 戊型肝炎恢复期抗 HEV-IgG 效价超过或等于急性期 4 倍者,提示新近感染,有诊断意义。

(2)戊型肝炎病毒 RNA(HEV-RNA)测定

①参考值:RT-PCR 法,阴性。

②临床意义:a. 早期诊断感染;b. 对抗体检测结果进行确证;c. 判断患者排毒期限;d. 分子流行病学研究。

十一、血型化验

1. 什么是血型

血型是针对每个人血液内细胞(红细胞)表面各有不同物质的描述。人类血型"最常见"的分类为 ABO 血型及 Rh 血型。除此以外,还有比 ABO 血型及 Rh 血型罕见的其他 46 种抗原。用不兼容的血型输血可以导致免疫系统造成的溶血反应,造成溶血性贫血、肾衰竭、休克甚至死亡。

ABO 血型鉴定,即指 ABO 血型抗原的检测。ABO 血型分为 A 型、B 型、O 型、AB 型。红细胞含 A 抗原,血清中有抗 B 抗体为 A 型;红细胞上有 B 抗原,血清中有抗 A 抗体为 B 型;红细胞含 A 和 B 抗原,血清中不含抗 A 和抗 B 抗体者为 AB 型;红细胞不含 A 和 B 抗原,而血清中有抗 A 和抗 B 抗体者为 O 型。血型具有遗传性,一般终身不变。

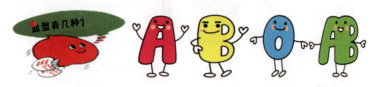

当一个人的红细胞上存在一种 D 抗原时,则称为 Rh 阳性;当缺乏 D 抗原时为 Rh 阴性。这样就使已发现的红细胞 A、B、O、AB 4 种主要血型的人又都分别一分为二地被划分为 Rh 阳性和 Rh 阴性。

2. 如何鉴定血型

(1)凝集反应。

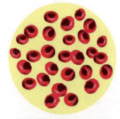

正常情况下的红细胞

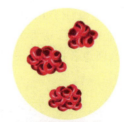

凝集成团的红细胞

(2)血型鉴定过程。

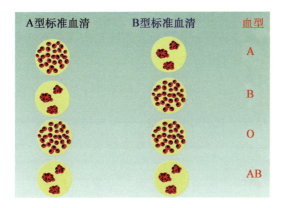

3. 输血

(1) 输血原则

① 同血型输血:正常情况下 A 型人输 A 型血,B 型血的人输 B 型血。

② 只有在没有同型血且十分紧急的情况下,才能输入异型血。在这种情况下,O 型血可以输给各类血型的患者,AB 型血的患者也可以接受任何血型的血液。

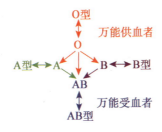

ABO 血型之间的输血关系

③通常情况下,由于考虑到人类的血型系统种类较多,为了慎重起见,即使在 ABO 血型相同的人之间进行输血,也应该先进行交叉配血实验,即不仅把献血者的红细胞与受血者的血清进行血型配合实验,还要把受血者的红细胞和献血者的血清进行血型配合实验,只有在两种血型配合都没有凝集反应,才是配血相合,方可进行输血。

(2)只有血型相合才能输血:因为当含有 A(或 B)凝集原的红细胞与含有抗 A(或抗 B)凝集素的血清混合时,由于相对抗的凝集原和凝集素(如 A 与抗 A)的相互作用,使红细胞凝集成团。凝集成团的红细胞可以堵塞小血管,引起血液循环发生障碍。接着这些红细胞又破裂溶血,释放出大量的血红蛋白。当大量的血红蛋白从肾排出时,又可以堵塞肾小管而损伤肾功能,引起少尿或无尿。这一连串的反应可以引起下列症状:皮肤发绀、四肢麻木、全身发抖、胸闷、腰痛、心率加速、血压下降,严重时甚至死亡。因此,输血时必须注意血型的选择,应该以输入同型血为原则。

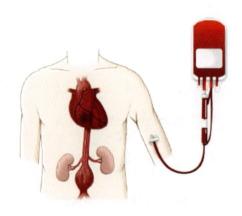

4. ABO 血型鉴定的用途

(1)临床输血:当循环血容量不足或大失血或贫血需进行输血治疗,在输血前必须先选择血型相同的供血者,再进行交叉配血,完全相同后才能输血。

(2)在皮肤移植、肾移植等器官移植的时候选择 ABO 血型相符的供体。

(3)不孕症和新生儿溶血症病因的分析。

(4)亲子鉴定等。

十二、脑 钠 肽

脑钠肽(BNP),主要来源于心室,它的含量与心室的压力、呼吸困难的程度、激素调节系统的状况相关。心室的体积和压力增高可导致血浆内脑钠肽的升高,升高的程度与心室扩张和压力超负荷成正比。BNP 可敏感和特异性地反映左心室功能的变化。BNP 具有抑制血管平滑肌细胞和成纤维细胞增殖,强大的利钠、利尿、扩血管、降低血压的作用,在血管再重塑中及在血压调节中起重要作用,与心钠素相比,BNP 是一个更好的心力衰竭和左心室功能障碍标志物。在充血性心力衰竭、高血压、急性心肌梗死、心肌肥厚和心肌病等心血管疾病中,BNP 基因表达及合成分泌均明显增加。

1. 临床应用

(1)根据 BNP 的升高程度来判断有无心力衰竭:BNP>100pg/ml 时,诊断心力衰竭的阴性预测值为 97.7%,BNP>400pg/ml 时,发生心力衰竭的可能性达 95%。

(2)鉴别非心源性呼吸困难:判断病因,及早准确治疗,提高生存率。

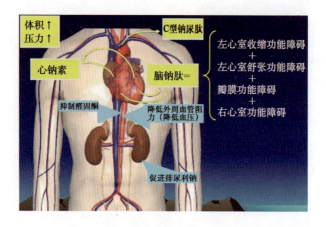

(3) 评估疾病的严重程度：BNP的水平越高，心力衰竭的程度越重。

(4) 指导治疗、评估疗效：BNP是一个治疗有效性的早期监测指标，当治疗有效时可明显下降；而有了BNP监测，可以在2～3天后就可以判断治疗效果。

(5) 用于危险分层、判断预后。

(6) 左心室功能障碍(LVD)的诊断。

(7) 急性心肌梗死患者的风险分级：BNP浓度与心肌梗死面积大小有关；BNP与心肌梗死后心室重构有关；BNP与心肌梗死病死率密切相关；BNP可对心肌缺血和抗心力衰竭治疗进行监测；BNP反映心肌早期缺血和心肌梗死后导致的室壁张力增加。

2. 临床意义

即使无左心室功能障碍和心力衰竭时，BNP也升高，是重要的预后因素。

BNP常用于高危人群的筛查；无症状的左心室功能障碍；高

危心力衰竭的患者,如糖尿病、遗传性心脏病、高血压,既往心肌梗死,年龄超过50岁的患者都应进行常规BNP筛查。

十三、心肌标志物

心肌标志物,是指在循环血液中可测出的生物化学物质,能够敏感、特异地反映心肌损伤及其严重程度,因而可以用作心肌损伤的筛查、诊断、评定预后和随访治疗效果的标志。正常情况下,心肌标志物主要或仅存在于心脏,在心脏或心血管异常情况下由心脏大量释放。

目前实验诊断的项目有两大类,即与心肌收缩细胞有关的心肌酶和心肌蛋白。

1. 肌酸激酶测定

肌酸激酶(creatinine kinase,CK)广泛存在于各种组织中,主要存在于骨骼肌和心肌,在脑组织中也少量存在。CK是由M和B两种亚单位组成的二聚体,在细胞质中有3种同工酶,MM(肌型)、BB(脑型)、MB(心肌型)。CK-MB占CK同工酶总量的5%以下,CK-MM占94%～96%,而CK-BB极少或无。

参考值:速率法(37℃),男38～174U/L;女26～140U/L。

临床意义:CK升高可见于急性心肌梗死、进行性肌萎缩、皮肌炎及肌肉其他损伤的患者。急性心肌梗死后4～6小时CK就开始升高,可高达正常上限的10～12倍,16～24小时达高峰,3～4天后恢复至正常水平。在心肌梗死病程中,如CK再次升高,往往说明心肌再次梗死。CK和CK-MB是心肌梗死早期诊断指标之一,CK-MB活性升高可较CK为早。诊断的特异性较高,增高的程度能较准确地反映梗死的范围,高峰出现的时间是否提前有助于判断溶栓治疗的成功与否。

2. 乳酸脱氢酶测定

乳酸脱氢酶(lactate dehydrogenase,LDH)是糖酵解途径中重要的酶,几乎存在于所有组织中,以肾、心肌、骨骼肌中含量最丰富,肝、脾、胰、肺及红细胞内含量亦多。红细胞中 LDH 较血清中高 100 倍,故标本采集时应绝对避免溶血。LDH 有多种同工酶,包括 LDH_1、LDH_2、LDH_3、LDH_4、LDH_5 等,其中 LDH_1 在心肌中含量最高。

参考值:速率法,100~240U/L(37℃);比色法,190~310U/L。

临床意义:敏感性稍差,心肌梗死后 8~10 小时开始升高,48~72 小时后达到高峰,可持续 10~14 天后恢复至正常水平;心肌炎、心包炎伴肝淤血时 LDH 活力可中度增高;肝病、恶性肿瘤、血液病、肌病和肾病等,LDH 也可增高。

3. 肌红蛋白测定

肌红蛋白是一种低分子量含氧结合蛋白,存在于骨骼肌和心肌细胞中,心肌梗死后心肌组织中的肌红蛋白进入血液循环中,并经肾从尿中排出。因此,测定血液及尿液中的肌红蛋白对心肌梗死的诊断有重要价值。

参考值:速率法,<80μg/L(37℃)。

临床意义:心肌梗死后 2 小时,血中肌红蛋白开始上升,在心肌梗死发作后 3~5 小时达高峰值,24~48 小时恢复正常。

4. 肌钙蛋白测定

心肌肌肉收缩的调节蛋白(cardiac troponin,cTn)是新几内亚的调节蛋白复合物,有 3 种亚单位,分别为 TnT、TnI 和 TnC,心肌肌钙蛋白 I(cTnI)和心肌肌钙蛋白 T(cTnT)被用来诊断心肌梗死。当心肌损伤后 3~6 小时,血中二者开始升高,cTnI 达峰值的时间为 14~20 小时,5~7 天后恢复至正常;cTnT 达峰值的时间为 10~24 小时,恢复至正常的时间为 10~15 天。与 cTnT 相比,cTnI 的灵敏度低,特异性高。

参考值:ELISA 法,cTnT 为 $0.02\sim0.13\mu g/L$,$>0.2\mu g/L$ 为诊断临界值,$>0.5\mu g/L$ 可以诊断急性心肌梗死;cTnI 为 $<0.02\mu g/L$,$>1.5\mu g/L$ 为诊断临界值。

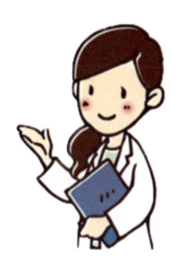

临床意义:cTnT、cTnI 对心肌损伤的诊断有重要价值,对急性心肌梗死、不稳定型心绞痛、围术期心肌损伤等疾病的诊断、病情监测、疗效观察及预后评估,具有较高的临床价值,尤其对微小病灶的心肌梗死的诊断有重要价值。cTnT、cTnI 和 CK-MB、肌红蛋白等检验结果相结合,是急性心肌梗死诊断最灵敏、最特异的方法。

总之,急性心梗时肌红蛋白出现最早,敏感性强,特异性差;肌钙蛋白随后出现,特异性强,持续时间长;CK-MB 敏感性弱于肌钙蛋白,对早期诊断有重要价值。

十四、血栓弹力图

血栓弹力图(thromboelastography,TEG)是反映血液凝固动态变化(包括纤维蛋白的形成速度、溶解状态和凝状的坚固性、弹力度)的指标,主要用于监测血小板、凝血因子、纤溶系统及其他血液成分的相互作用,从而对患者的凝血情况作出定性及定量评价。目前血栓弹力图均用血栓弹力图仪进行检测。TEG 在心内科的应用如下:

1. 判断患者的基础凝血情况。
2. 评价抗血小板治疗效果。血小板活化在冠状动脉粥样硬化性心脏病等血栓性疾病中扮演重要角色,抗血小板治疗是冠状动脉粥样硬化性心脏病治疗的基石。但抗血小板治疗应用于不同患者常产生不同的治疗效果,因此当前越来越重视个体化抗血小板治疗的重要性。而 TEG 可评估抗血小板治疗效果,个体化指导抗血小板治疗,减少临床血栓及出血风险。
3. 判断肝素治疗效果。TEG 肝素酶对比检测常用于围术期判断肝素抵抗情况,监测肝素化情况和评价鱼精蛋白对肝素的中和效果。

十五、CYP2C19 基因检测

CYP2C19 是细胞色素 P450(cytochrome P450,CYP)酶系的重要一员,是体内药物代谢的主要酶系。编码 P450 酶系基因序列的微小差异可使其编码的相应酶活性显著不同。依照 P450 酶对药物的代谢能力的差异可分为:超快代谢(UM)、快代谢(EM)、中等代谢(IM)、慢代谢(PM)四种类型。

氯吡格雷作为临床常用的新型抗血小板凝集药物,其本身并无活性,需在体内经过 CYP2C19 代谢后才具有一定的抗血小板活性。因此氯吡格雷的抗血小板活性在一定程度上取决于CYP2C19的酶活性高低。中国人群中的研究显示,42.4%的人CYP2C19活性为快代谢,这部分人群对常规氯吡格雷剂量反应良好,其余43.4%为中代谢,14.2%为慢代谢,这部分人群对常规氯吡格雷剂量反应较差或无反应。

目前国内已有较多心脏中心依据CYP2C19基因型个体化指导临床抗血小板药物应用,具体建议如下:①快代谢型:氯吡格雷75mg,每日1次1片口服;②中代谢型:氯吡格雷75mg,每日2次,每次1片口服;③换用其他类型P2Y12拮抗药:如替格瑞洛90mg,每日2次,每次1片口服。

十六、采血注意事项

1. 静脉抽血

(1)静坐抽血:患者坐于椅子上,将衣袖上卷,但不要使衣袖压迫上臂过紧,静脉抽血一般无左、右手臂之分,一般在肘窝处静脉血管最粗、最易观察到的部位,体胖或肘静脉不易找到的患者也可选择手背静脉,甚至可以在下肢或足部静脉血管取血。抽血时应将手臂平放于桌面,掌心向上,手臂平放的高度应与心脏位置高低相近。然后进行扎止血带和消毒,最后进行静脉穿刺。抽血时患者应握紧拳头,当针头进入血管后就可以松开拳头,此时应保持安静平稳心态,如对静脉穿刺抽血紧张或有见血恶心及眩晕者,可闭上双眼或扭转头部。抽血完成后立即用消毒的棉球或其他消毒止血物品压迫穿刺部位,或弯曲手臂夹住棉球5~10分钟,以免血液渗出。此后应在24小时内尽量保持抽血手臂的清洁卫生。

(2)躺卧抽血:患者平卧于床上,面向上,手臂平放于身体两侧,手心向上,不要上抬上身或用力抬头,不要过分注意抽血的部位。抽血之后应静躺一会儿,不要立即坐起或下床活动。

2. 末梢采血

末梢血主要有耳垂取血和指尖取血两个部位,婴儿可在足后跟取血。耳垂取血痛感较轻,但取血量较少,特别是耳垂较小者比较难于取血。指尖取血痛感较明显,但采血量较多,特别是对于血常规化验,可得到较为稳定的测定结果。

采血前应将皮肤清洗干净。在冬季寒冷的室外进到室内后不要立即取血,应使身体暖和以后,特别是应使采血的耳垂和手温暖起来。在采指血前不要用热水烫手,保持手指干燥,如指尖有伤口、甲沟炎、红肿或皮肤病时应避开使用此手指,指尖采血一般用环指,因环指刺破后不会影响手的日常生活功能,当然也可用中指或示指,无特殊区别。耳垂采血时应将耳垂上的耳环等饰物取下,采血后不要立即戴上。

采血后应用消毒棉球或其他消毒止血物品压迫针刺处,不要接触脏物,不要立即浸水洗手。

3. 动脉抽血

动脉血因携带氧气,为人体新陈代谢提供能量,通常用于做血液气体分析。动脉因为部位较深,所以抽血难度较大。一般在肘部的尺动脉、桡动脉或大腿根部股动脉取血。动脉取血后一般要求患者静卧一段时间,稍微用力压迫抽血穿刺部位以免出血,并注意保持干净。

温馨提示

1. 抽血前

(1)抽血前一天不吃过于油腻、高蛋白食物,避免大量饮酒。抽血前尽量减少运动量。

(2)体检前一天的晚 8 时以后,应禁食(除特殊项目外),保持空腹,以免影响第 2 天空腹血糖等指标的检测,可以喝少量的水。除某些必须按时服用的药物以外,尽量将其他药物移到抽血之后再服用,以免对某些实验结果有干扰。

(3)抽血时应放松心情,避免因恐惧造成血管收缩,增加采血困难。

2. 抽血后

(1)抽血后,需在针孔处进行局部按压 3~5 分钟,进行止血。但不要揉搓,以免造成皮下血肿。

(2)按压时间应充分。各人的凝血时间有差异,有人需要稍长的时间方可凝血。所以,当皮肤表层看似未出血就马上停止压迫,可能会因未完全止血,而使血液渗至皮下造成瘀斑。因此按压时间长些,才能完全止血。如有出血倾向者,更应延长按压时间。

(3)抽血后出现晕针症状如头晕、眼花、乏力等应立即平卧、饮少量糖水。

(4)若局部出现淤血,24 小时后用温热毛巾湿敷,可促进吸收。

参 考 文 献

郭航远,方唯一,马长生,等.2009.冠心病家庭与病房调护.杭州:浙江大学出版社.
粟田政樹.2013.はじめの心臓カテーテル看護.メデイカ出版.